K. Mees (Hrsg.), Die unspezifische Rhino-Sinusitis

Mit freundlicher Empfehlung

## POHL BOSKAMP

G. Pohl-Boskamp GmbH & Co.
Kieler Straße 11
D-25551 Hohenlockstedt
Telefon (0 48 26) 5 90

## Gelomyrtol® forte

Springer
*Berlin*
*Heidelberg*
*New York*
*Barcelona*
*Budapest*
*Hong Kong*
*London*
*Mailand*
*Paris*
*Santa Clara*
*Singapur*
*Tokyo*

Klaus Mees (Hrsg.)

# Die unspezifische Rhino-Sinusitis

Aktuelle Aspekte zur konservativen und operativen
Wiederherstellung der mukoziliaren Clearance

*Ergebnisse der I. Sylter Sekretolyse-Gespräche*

Mit 11 Abbildungen und 5 Tabellen

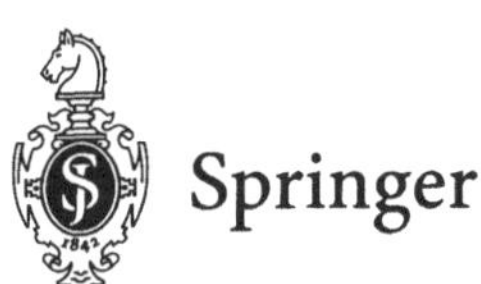

Springer

Prof. Dr. med. Klaus Mees (Hrsg.)
Klinik und Poliklinik für Hals-, Nasen- und Ohrenkranke
Klinikum Großhadern der Ludwig-Maximilians-Universität München
Marchioninistr. 15
D-81377 München

ISBN-13: 978-3-540-60853-0          e-ISBN-13: 978-3-642-61137-7
DOI: 10.1007/ 978-3-642-61137-7

Die Deutsche Bibliothek – CIP-Einheitsaufnahme
Die unspezifische Rhino-Sinusitis : aktuelle Aspekte zur konservativen und
operativen Wiederherstellung der mukoziliären Clearance ; Ergebnisse der
I. Sylter Sekretolyse-Gespräche ; mit 5 Tabellen / Klaus Mees (Hrsg.). –
Berlin ; Heidelberg ; New York ; Barcelona ; Budapest ; Hong Kong ; London ;
Mailand ; Paris ; Tokyo : Springer 1996

NE: Mees, Klaus [Hrsg.]; Sylter Sekretolyse-Gespräche <1, 1995, Westerland>



Satz: FotoSatz Pfeifer GmbH, 82166 Gräfelfing/München
SPIN: 10524624          26/3134 – 5 4 3 2 1 0 – Gedruckt auf säurefreiem Papier

# Vorwort

Über 30 % aller Atemwegsinfekte entstehen primär in den Nasennebenhöhlen und zählen mit den Entzündungen der Siebbeinzellen und der
Kieferhöhlen zu den häufigsten Erkrankungen in einer HNO-Praxis.

Schwerpunkt der 1. Sylter Sekretolyse-Gespräche, die von Pohl-Boskamp initiiert wurden und die zukünftig alle 2 Jahre stattfinden sollen,
waren die unspezifischen Abwehrmechanismen der sinunasalen Schleimhaut. Vor einem interdisziplinären Forum wurden insbesondere deren
komplexe Störungen und die aktuellen therapeutischen Möglichkeiten
referiert und diskutiert.

Eine wichtige Voraussetzung für die unspezifische Immunabwehr der
respiratorischen Schleimhaut ist die Intaktheit der mukoziliaren Clearance. Diese kann auf unterschiedliche Weise geschädigt werden, zum
einen durch eine direkte Beeinflussung des Ziliarepithels, aber auch indi-
rekt durch eine Viskositätsänderung des periziliären serösen Nasensekrets. Virale Infekte können die Schlagfrequenz deutlich herabmindern
und sogar zum Erliegen bringen, aber auch abschwellende alpha-Adre-
nozeptor-Agonisten (Xylometazolin) und möglicherweise auch einige in
den Nasensprays häufig vorhandenen Konservierungsstoffe wirken hem-
mend auf die Ziliartätigkeit. Darüber hinaus steigt bei Entzündungen die
Viskosität des Nasensekrets erheblich an, zum einen infolge der entzündlichen Exsudation und zum anderen als Folge des abnehmenden pH-
abhängigen Hydratisierungsgrades der in dem Nasensekret gelösten
Eiweiße (sekretorisches IgA, Glykoproteide, zelluläre Enzyme etc.).

Ziel einer effektiven Sinusitistherapie muß deshalb neben lokal
abschwellenden Maßnahmen und der Beseitigung bakterieller Superin-
fektionen auch die Wiederherstellung der gestörten mukoziliaren Clear-

ance sein. Zur Anregung sowohl der Ziliaraktivität des respiratorischen Epithels als auch der Sekretionsleistung der Becherzellen und der subepithelialen Drüsen stehen zahlreiche definierte chemische als auch pflanzliche Sekretolytika zur Verfügung.

Viele, heute gebräuchliche Pharmaka sind pflanzlicher Herkunft. Was die Entzündung der Nasennebenhöhlen anbelangt, so kommen hier zunehmend sekretolytisch wirksame ätherische Öle zum Einsatz. Die hauptsächlichsten Vorwürfe, die man gegenüber pflanzlichen Präparaten bislang vorgebracht hatte, waren mangelnde, unzureichende oder unzureichend belegte Wirksamkeiten. Inzwischen sind solche Wirksamkeiten in wissenschaftlich valider Form vielfach erbracht worden, so daß aus unserer Sicht es notwendig erscheint, den therapeutischen Stellenwert solcher Präparate am Beispiel des Sekretolytikums Myrtol standardisiert darzustellen.

München                                                                      *K. Mees*

# Inhaltsverzeichnis

# Wissenschaftliche Leitung und Referenten

Priv.-Doz. Dr. med. Hans Vinzenz Behrbohm
Städtisches Krankenhaus Berlin-Weißensee, HNO-Abteilung
Schönstraße 85–91, 13086 Berlin

Prof. Dr. med. Pierre Federspil
Klinik und Poliklinik für Hals-Nasen-Ohren-Heilkunde
der Universität des Saarlandes
Oskar-Orth-Straße, 66421 Homburg/Saar

Prof. Dr. med. Karl-Friedrich Hamann
Klinikum rechts der Isar, HNO-Klinik und Poliklinik,
Technische Universität München
Ismaninger Straße 22, 81675 München

Priv.-Doz. Dr. med. Oliver Kaschke
Hals-Nasen-Ohrenklinik am Universitätsklinikum Charité
Humboldt-Universität zu Berlin
Schumannstraße 20/21, 10117 Berlin

Priv.-Doz. Dr. med. Heinrich Lenders
Klinikum der Universität Ulm für HNO-Heilkunde
Prittwitzstraße 43, 89075 Ulm

Prof. Dr. med. Klaus Mees
HNO-Klinik und Poliklinik
Klinikum Großhadern, Ludwig-Maximilians-Universität München
Marchioninistraße 15, 81377 München

Dr. med. Klaus-Peter Tillmann
Bahnhofstraße 17–19, 58452 Witten

# Pathophysiologie der Sinusitis und therapeutische Konsequenzen

Karl-Friedrich Hamann

Die Atemwege, die letztlich der Aufnahme von Sauerstoff aus der Umgebungsluft und in den Alveolen der Weitergabe des Sauerstoffs an das Blut dienen, stellen ein ca. 50 cm langes, sich verzweigendes Schlauchsystem mit unterschiedlicher Aufgabenverteilung dar, das dennoch über anatomische, physiologische und auch pathophysiologische Gemeinsamkeiten verfügt. Zu den Atemwegen sind auch die Nasennebenhöhlen zu zählen und im weitesten Sinne auch die Mittelohrräume.

Während des Luftantransports werden von der Nase bis zur Alveole Vorbereitungen für eine optimale Sauerstoffaufnahme getroffen. Dazu gehören das Erwärmen, das Anfeuchten und eine grobe Filterung der Atemluft. Zusätzlich bestehen Schutzmechanismen, die für einen ungehinderten Luftan- und abtransport sorgen, damit keinerlei Hindernisse die lebensnotwendige Sauerstoffaufnahme behindern.

Mit Ausnahme der Stimmlippenschleimhaut besitzen die oberen und unteren Luftwege prinzipiell den gleichen Schleimhautaufbau, der mit dem Begriff „respiratorische Schleimhaut" charakterisiert wird. Sie ist durch 2 anatomische Besonderheiten gekennzeichnet: das Vorkommen von Becherzellen und von Zilienzellen (Abb. 1).

Während die Becherzellen Schleim produzieren, sorgen die zilientragenden Zellen mechanisch für einen jeweils nach außen gerichteten Abtransport von Schleim, besonders bei pathologisch gesteigerter Produktion und bei Vorkommen von Schadstoffpartikeln.

Die von den Becherzellen bewirkte Schleimproduktion ist in zweierlei Hinsicht biologisch sinnvoll. Zum einen wird die Anfeuchtung der Atemluft gewährleistet, die wiederum für eine optimale Sauerstoffaufnahme in den Alveolen die Voraussetzung ist, zum anderen ist der der Schleimhaut

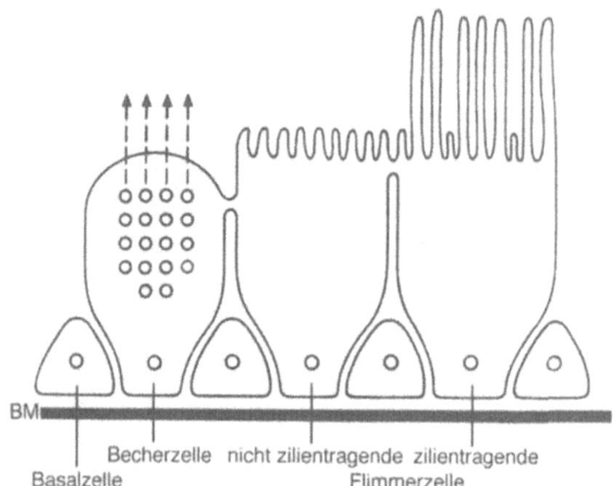


**Abb. 1.** Schematische Darstellung der morphologischen Besonderheiten des respiratorischen Epithels. (Aus [4] BM, Basalmembran)

aufliegende Sekretfilm in der Lage, wie auf einem Förderband Schleim und mit ihm Abbauprodukte durch Unterstützung der Zilien in Richtung Mundrachen zu transportieren.

Die zilientragenden Zellen stellen ein mechanisches Transportsystem dar. Es kommt zu einer peitschenartigen Bewegung dieser Zilien, in einer Abfolge nacheinander in Richtung Rachen. Kleine Partikel werden dadurch „weitergereicht", vor allem aber der den Zilien aufsitzende Schleimfilm wird zum Mundrachen hin geschoben (Abb. 2).

Das bedeutet, daß in der Nase und im Nasenrachenraum der Zilienschlag nach hinten gerichtet ist, in den Nasennebenhöhlen immer zu den Ostien und im Bereich der Trachea und der Bronchien nach kranial. Diesen biologischen Reinigungsprozeß faßt man auch unter dem Begriff der „mukoziliären Clearance" zusammen. Bedingt durch anatomische Unterschiede im System der mukoziliären Clearance, ergibt sich eine Aufgabenteilung in der Form, daß größere Partikel (>20 µ) bereits in den Nasenhaupthöhlen zurückgehalten werden, die kleineren Partikel erst in den tieferen Abschnitten. Davon zeugt das schwarze Taschentuch beim Schneuzen nach einem Aufenthalt im Kohlenkeller. Die groben Rußpartikel sind bereits im Nasenschleim festgehalten worden. Dieses Phänomen hat auch Konsequenzen für therapeutische Überlegungen, da lokal applizierte Wirkstoffe, die in Form eines Aerosols eingebracht werden sollen,

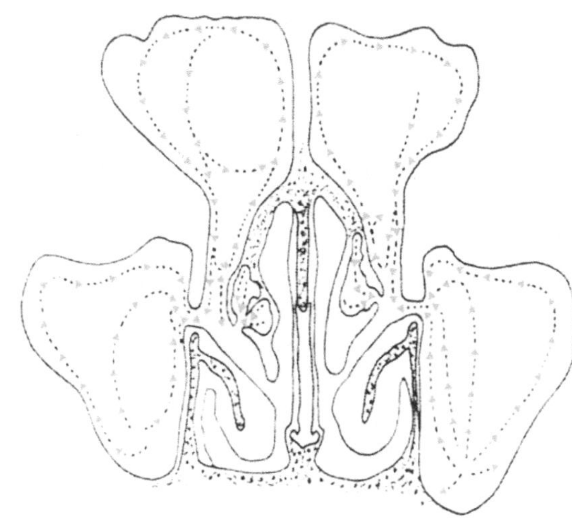

**Abb. 2.** Schematische Darstellung der Flimmerschlagrichtung in den Stirn- und Kieferhöhlen. (Nach [5])

sich an diese Gesetzmäßigkeiten halten müssen. Sollen also die tiefen Atemwege erreicht werden, so muß die Partikelgröße beispielsweise unter 5 μ liegen, für die oberen Atemwege reichen Partikel zwischen 10 und 20 μ Durchmesser.

Auch die Nasennebenhöhlen als Ausstülpungen der Nasenhaupthöhlen zählen zu den oberen Atemwegen und unterliegen den gleichen Gesetzmäßigkeiten. Ihre Funktionen sind bis heute letztlich nicht verstanden [1a]. Drettner [2] hat in einer aktuellen Aufstellung die Hypothesen über die Funktionen der Nasennebenhöhlen zusammengetragen. So soll ihnen durch die Resonanz der lufthaltigen Räume ein Anteil an der Sprachbildung zukommen. Sie sollen auch als Reservoir für feuchtwarme Luft zur Klimatisierung dienen sowie druckausgleichende Funktionen beim Atmen haben. Bei Tieren wird eine Mitwirkung an der Geruchsfunktion postuliert. Schließlich sollen sie zur Wärmeisolation der Schädelbasis und zur Gewichtsverringerung des Gesichtsschädels beitragen. Obwohl also eine klare Funktion bisher nicht erkannt worden ist, laufen an den Schleimhäuten die gleichen Reaktionsweisen wie im übrigen Atemtrakt ab. Hinzu kommen einige Besonderheiten, die sich aus ihrer mehr oder weniger versteckten Lage ergeben.

Die Nasennebenhöhlen sind knöcherne Hohlräume mit einer Auskleidung von respiratorischem Epithel und besitzen Ausführungsgänge in
die Nasenhaupthöhle. So münden die großen Nasennebenhöhlen, also
Kieferhöhle, Stirnhöhle und auch die vorderen Siebbeinzellen in den
mittleren Nasengang, die hinteren Siebbeinzellen und die Keilbeinhöhle
in den oberen Nasengang.

Diese Ausführungsgänge stellen Engpässe in der Verbindung von
Nasenhaupthöhle zu Nasennebenhöhlen (Abb. 3) dar. Für den natürlichen
Funktionsablauf ist eine Belüftung der Nasennebenhöhlen von seiten der
Nasenhaupthöhlen ebenso unerläßlich, wie die Möglichkeit des Schleim-

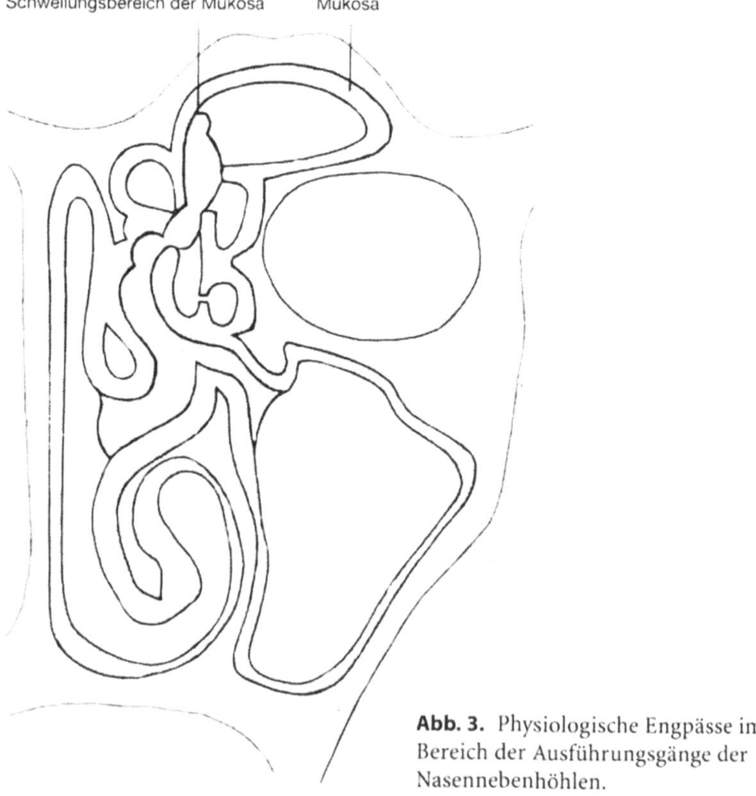


**Abb. 3.** Physiologische Engpässe im
Bereich der Ausführungsgänge der
Nasennebenhöhlen.

abtransports von den Nasennebenhöhlen zur Nasenhaupthöhle. Folglich führen anatomische Verengungen und auch funktionelle Einengungen durch vorübergehende Entzündungen der Schleimhaut im Bereich der Ausführungsgänge zu einer erheblichen Störung von Ventilation und Drainage [1].

Damit beginnt ein Circulus vitiosus (Abb. 4). Der Verschluß oder die Einengung der Ostien führen zu einer Aufhebung von Ventilation und Drainage, dies wiederum zu einer Sekretretention. Dadurch verändern sich Sekretzusammensetzung und pH, die den Gasstoffwechsel der Mukosa negativ beeinflussen. Als Folge davon treten Schädigungen an Zilien und Epithel auf. Umgekehrt verbessern sich dadurch die Lebensbedingungen für Krankheitserreger. Schließlich entsteht eine Entzündung der Lamina propria, die sich als Dickenzunahme der Schleimhaut äußert. Diese Schleimhautschwellung wiederum verstärkt die Einengung der Ausführungsgänge und setzt den Circulus vitiosus erneut in Gang. Verschiedene Ursachen können zu einem Verschluß der Ostien führen.

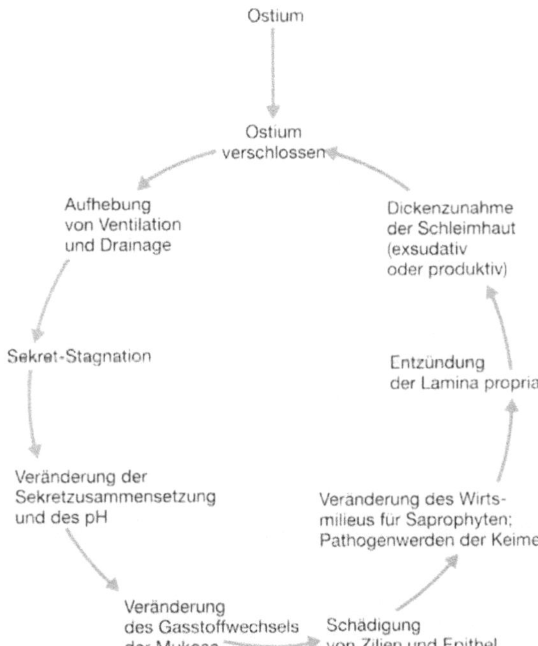


**Abb. 4.** Circulus vitiosus bei Verlegung der Nasennebenhöhlenostien. (Nach [6])

Neben den bereits erwähnten anatomischen Stenosen der Nasenhaupthöhle im engeren Sinne wie Septumdeviation, Muschelvergrößerungen und erbliche Fehlbildungen sind dies v. a. entzündliche Erkrankungen der Nasenschleimhaut vor allem im Bereich des Infundibulums. Dazu muß man neben den banalen viralen oder bakteriellen Infektionen auch die allergischen Prozesse zählen, die in den letzten Jahren zugenommen haben.

Hinzu kommt, daß Nasen- und Nasennebenhöhlenschleimhaut über besondere immunologische Mechanismen verfügen, die im Krankheitsfall gleichfalls gestört sind. Zusätzliche Faktoren stellen ungünstige Umweltbedingungen wie zu geringe Luftfeuchtigkeit oder Reizstoffe in der Atemluft dar.

Eine rationale Therapie von Nasen- und Nasennebenhöhlenerkrankungen, sei sie konservativ oder chirurgisch, muß diese pathophysiologischen Gegebenheiten berücksichtigen.

Wir stehen vor der absurden Situation, daß Organe, über deren Funktion nichts Endgültiges bekannt ist [1a], den Ort und Ausgangspunkt für sehr häufige, oft in eine Chronifizierung abgleitende Entzündungen darstellen. Ihre besondere Bedeutung bekommen die Sinusitiden auch dadurch, daß sie wegen der Einheitlichkeit der Atemwege in anatomischer und funktioneller Hinsicht nicht isoliert betrachtet werden können. Das bedeutet, daß zunächst banale Entzündungen der Nasenschleimhaut unter Beteiligung der Nasennebenhöhlen grundsätzlich die Tendenz haben, auch auf die tiefergelegenen Anteile des Respirationstrakts überzugreifen. Sie stellen beispielsweise die häufigste Ursache für das Symptom Husten dar.

Grundsätzlich müssen alle therapeutischen Ansätze und Überlegungen die physiologischen und pathophysiologischen Gegebenheiten berücksichtigen. Aus den hier dargestellten Mechanismen läßt sich ableiten, daß im Bereich der oberen Atemwege als therapeutische Prinzipien Abschwellung, Sekretolyse sowie Förderung der Sekretmotorik und Antibiose eingesetzt werden sollen. Für die unteren Atemwege ist das Prinzip der Abschwellung weniger von Bedeutung, vielmehr treten hier die Gesichtspunkte Sekretolyse und Antibiose in den Vordergrund. Im Fall von anatomischen Verlegungen im Bereich der ostiomeatalen Einheit erfolgt die chirurgische Erweiterung der Engpässe. Die Kenntnisse der pathophysiologischen Vorgänge, der Schweregrad der Erkrankung und das Abwägen von Nutzen und Risiko werden die Auswahl der Therapie bestimmen.

## Literatur

1. Albegger K (1992) Unspezifische Entzündungen der Nasennebenhöhlen. In: Kastenbauer E (Hrsg) Oto-Rhino-Laryngologie in Klinik und Praxis, Bd 2. Thieme, Stuttgart, S 216
1a. Deitmer, T (1996) Moderne Funktionsdiagnostik der Nase und der Nasennebenhöhlen, Europ. Archives Oto-Rhino-Laryngology, S. 521 Suppl I.
2. Drettner B (1992) Pathophysiologie der Nasennebenhöhlen. In: Kastenbauer E (Hrsg) Oto-Rhino-Laryngologie in Klinik und Praxis, Bd 2. Thieme, Stuttgart, S 65
3. Hamann K-F (1993) Die verstopfte Nase. TRIAS, Stuttgart
4. Jahnke V (1992) Der feingewebliche Aufbau der Nase und der Nasennebenhöhlen. In: Kastenbauer E (Hrsg) Oto-Rhino-Laryngologie in Klinik und Praxis, Bd 2. Thieme, Stuttgart, S 34
5. Messerklinger W (1966) Über die Drainage der menschlichen Nasennebenhöhlen unter normalen und pathologischen Bedingungen. Monatsschr Ohrenheilkd 100: 56
6. Naumann HH (1965) Pathologische Anatomie der chronischen Rhinitis und Sinusitis. Excerpta Medica Intern. Congress 113: 79

## Diskussion zum Vortrag von Herrn Prof. Hamann

**Frage:** Herr Professor Hamann, Sie hatten in Ihrem Referat auch von der Möglichkeit einer Mitwirkung der Nasennebenhöhlen bei der Geruchsfunktion gesprochen. Ist das bis heute noch nicht gesichert?

**Antwort von Herrn Prof. Hamann:** Nein, ich habe dies Übersichten entnommen, in denen dieser Gesichspunkt u.a. als eine Hypothese angeboten wird. Wir müssen davon ausgehen, daß Geruchsfunktion nicht in dem Sinne gemeint ist, daß dort ein Riechepithel vorliegt, sondern nur in dem Sinne, daß das Nasennebenhöhlensystem ein Reservoir an Luft darstellt, so daß ein gewisser Austausch mit der Luft in der Nasenhaupthöhle stattfindet. Die Luft in der Nasennebenhöhle stellt sozusagen ein Bezugsmedium dar. Über diesen Umweg wird dann eine Beteiligung der Nasennebenhöhlen an der Geruchsfunktion erklärlich.

**Frage:** Gibt es grobe Schätzungen, wieviel Prozent der Bevölkerung aus anatomischen Gründen unter dauerhaften Störungen der Ventilation leidet?

**Antwort von Herrn Prof. Hamann:** Schätzungsweise 2%. Wobei zu sagen ist, daß Schätzungen sehr schlecht zu beurteilen sind, denn man muß berücksichtigen, woran sie gemessen wurden. Es gibt Patienten, die ursprünglich operationswillig waren und dann aus irgendwelchen Gründen zurückgestellt werden. Selbst bei diesen Patienten hat man nach Monaten für die chronische Sinusitis festgestellt, daß sie ausgeheilt war. Dort wurde wahrscheinlich eine andere Bewertung vorgenommen als bei den Patienten, die Sie ansprechen, bei Patienten, bei denen die anatomischen Voraussetzungen gegeben waren, die eine Ausheilung mit konservativen Methoden verhindern. Darum muß man sehr vorsichtig mit diesen Zahlen sein.

**Antwort des vorher Fragenden:** Die Frage läßt sich sicher nicht so beantworten, aber ich denke, 2–3% sind sicherlich zu niedrig gegriffen. Es gibt Untersuchungen, in denen man versuchte festzustellen, wie hoch die Zahl der aus anatomischen Gründen gestörten Ventilation bei chronischer Rhinopathie ist. Man hat also versucht, den Begriff etwas weiter zu fassen, und dann bekommen Sie aus Untersuchungen aus den USA teilweise und hier aus Europa Zahlen von bis zu 30% bestätigt. Das sind Patienten mit Rhinopathie, also Patienten, die Probleme im oberen Respirationstrakt haben. Davon ist sicher ein Anteil dabei, die wiederkehrende chronische Sinusitiden haben. Und insofern würde ich die Zahlen lieber höher ansetzen.

**Einwurf von Herrn Prof. Hamann:** Sie hatten aber gefragt, bei wieviel Prozent der Gesamtbevölkerung eine Sinusitis auf Grund anatomischer Gegebenheit entsteht. Also, ich bleibe bei meiner 2–3%-Schätzung.

**Frage:** Es ist eigentlich nur sekundär, aber trotzdem interessiert uns die Frage der Notwendigkeit der Nebenhöhlen. Sie hatten aufgezählt, daß die akustische Aufgabe sicher eine sekundäre ist. Herr Professor Hamann, Sie haben über die Aufgabe der Nasennebenhöhlen geforscht, aber Sie haben die Frage der Gewichtserleichterung ein wenig abgetan. Dadurch, daß sich die Stirnhöhlen erst im Laufe der Schulzeit entwikkeln, analog zu den Mastoidzellen, unterstelle ich immer, daß sie zur Gewichtserleichterung dienen. Warum schieben Sie die Frage der Gewichtserleichterung durch die Nasennebenhöhlen ein bißchen an den Rand?

**Antwort von Herrn Prof. Hamann:** Was die Mastoidzellen angeht: die zähle ich auch im weitesten Sinne zur Nasennebenhöhle, das ist nur eine Frage der Betrachtungsweise. Da gibt es sehr viele Gemeinsamkeiten, und auch gewisse Operationsmethoden gleichen sich, wenn man das übergreifend sieht.
Ich möchte nur klarstellen, daß es unterschiedliche Meinungen gibt. Es gibt die Mei-

nung, die Funktion besteht in einer Gewichtserleichterung, und jemand hat sich wohl auch die Mühe gemacht, auszumessen, daß, wenn man das Gewicht von ausgefüllten Nasennebenhöhlen noch zuzählen würde, dies für den Körperbau des Menschen nicht tragbar wäre. Andererseits hat sich ja der Mensch, als er sich zum aufrechten Gang entschlossen hat, angepaßt, sei es vom Kreislauf, sei es von der Halswirbelsäule her. In vielen Dingen hat das zu einer Umstellung geführt. Ich habe soviel Vertrauen in die Biologie, daß ich glaube, daß auch der Körperbau damit fertiggeworden wäre. Insofern möchte ich das als letztlich ungelöstes Problem hinstellen, wie es auch jüngst von Deitmar in seinem Referat getan worden ist (1a).

**Anmerkung von Herrn Priv.-Doz. Behrbohm:** Ich möchte noch etwas zur Funktion der Nasennebenhöhlen ergänzen. Sie hatten ja die einzelnen Theorien angeführt, dennoch kann das so nicht stehenbleiben, denn es gibt schon gewisse Anhaltspunkte für die Funktion der Nasennebenhöhlen. Die Erörterung dieser Fragestellung ist um so wichtiger, als man in letzter Zeit durch schleimhauterhaltende Operationsmethoden bemüht ist, dieses System zu erhalten bzw. die Schleimhautfunktion zu normalisieren. Die Nasennebenhöhlen entstehen phylogenetisch dort, wo sich das Leben aus dem Wasser zum Landleben entwickelt, d.h parallel mit der Ausbildung der Lungenatmung bei den Vertebraten. Anatomische Voraussetzung hierfür war die Ausbildung einer Choane. Diese finden wir erstmals bei amphibischen Panzerlurchen. Durch Anpassung an verschiedene Lebensräume finden sich deutliche Unterschiede in der Ausbildung der Nasennebenhöhlen bei Vertebraten und Säugetieren. Wassersäugetiere besitzen z.B keine Nasennebenhöhlen, alle landlebenden Formen weisen pneumatisierte Räume des Schädels auf.
Der große Strukturwandel der Nebenhöhlen während der Phylogenese bis zu den Primaten führte zur Herausbildung eines von respiratorischer Schleimhaut ausgekleideten Hohlraumsystems. Dies verdeutlicht seine biologische Stabilität, welche sich nur durch eine Funktion erklären läßt. Die Nasennebenhöhlen tragen in wirksamer Weise zur Konditionierung der Inspirationsluft durch Flüssigkeitsabgabe entsprechend einem Bedarfsgefälle bei. Daraus erklärt sich ihre phylogenetische Bedeutung, nämlich einen sekretorischen Beitrag zur Gewährleistung einer physiologischen Lungenatmung bei den Vertebraten und bei den Menschen zu leisten.

# Minimal-invasive endoskopische Chirurgie der Nasennebenhöhlen – Konzept der operativen und medikamentösen Behandlung

Hans Behrbohm und Oliver Kaschke

## Mukoziliärer Apparat der Nasennebenhöhlen

Die mukoziliäre Clearance, d.h. der geregelte Sekrettransport des respiratorischen Epithels, ist die wichtigste Voraussetzung für die physiologische Existenz der Nasennebenhöhlen. Er wird von der Drüsensekretion, der Zilienfunktion, resorptiven Vorgängen der Schleimhaut und den Ostien bzw. Ausführungsgängen bestimmt [31].

Die Becherzellen besitzen als Schleimproduzenten eine große funktionelle und morphologische Anpassungsfähigkeit [13, 20, 32]. Ihre Dichte ist in der Kieferhöhle mit 9700 Zellen/mm$^2$ höher als in der Schleimhaut des mittleren Nasengangs mit 8000 Zellen/mm$^2$. Der Anteil seromuköser Drüsen ist im vorderen Siebbein mit 0,5 Drüsen/mm$^2$ höher als in den anderen Nasennebenhöhlen [55, 56]. Über die Menge und Zusammensetzung des unter physiologischen Bedingungen sezernierten Sekrets in den Nasennebenhöhlen bestehen bisher keine exakten Erkenntnisse. Nach Untersuchungen der Zusammensetzung des Nasensekrets fanden sich 94–96% Wasser, 0,2–0,8% anorganische und 1,5–4,2% organische Bestandteile [17, 25, 38]. Die Ionenzusammensetzung des Sekrets ist hyperosmolar und wird durch aktiven Ionentransport durch Chloridpumpen reguliert [26, 53].

Die wichtigste Voraussetzung für die Fortbewegung des Sekretfilms ist sein zweischichtiger Aufbau aus einer inneren Sol- und einer äußeren Gelschicht [24].

Chemisch handelt es sich bei dem Sekret um ein alkalisches Proteid, welches bei einem pH-Wert von 7,5–7,6 vom Sol- in den Gelzustand übergeht [12].

Der mukoziliäre Transport erfolgt durch einen koordinierten Zilienschlag in der periziliären Solschicht, der aus einem Wirk- und Erholungs-

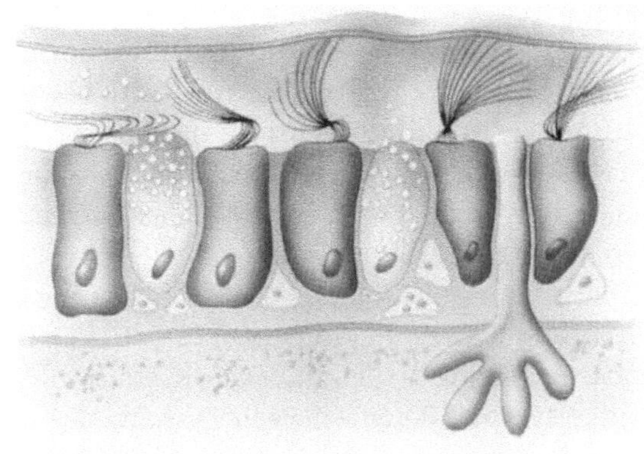

**Abb. 1.** Mukoziliarapparat des respiratorischen Epithels. Becherzellen und seromuköse Drüsen produzieren ein Sekret, welches auf der Epitheloberfläche einen zweischichtigen Film bildet. Der Gelteppich wird durch den Wirkschlag der Zilien in der periziliären Solschicht fortbewegt.

schlag besteht. Die Zilien erreichen während des Wirkschlags die Gelschicht und bewegen sie vorwärts [7, 39]. Während des Erholungsschlags in der periziliären Phase erreichen sie ihre Ausgangsposition für den nächsten Wirkschlag. Die Höhe des Sekretfilms über den Zilien ist variabel und beträgt weniger als 20 µm [10]. Zwischen beiden Schichten befindet sich eine dünne membranartige Grenzschicht [61]. Die Tiefe der periziliären Solschicht besitzt eine Schlüsselstellung für die Effizienz des Zilienschlages [53] (Abb. 1).

Die Zilienbewegung ist Ausdruck eines phylogenetisch sehr alten Zellautomatismus, der sich bis zu einzelligen Lebewesen zurückverfolgen läßt [54]. Energie für den Zilienschlag entsteht durch die Umwandlung von ATP in ADP und Phosphorsäure durch die ATPase Dynein. Solange ATP verfügbar ist, folgt der Zilienschlag einem Automatismus [47, 54].

## Richtung und Geschwindigkeit der mukoziliären Clearance der Nasennebenhöhlen

Erste Beobachtungen des mukoziliären Transports erfolgten tierexperimentell [13, 23, 60]. Messerklinger [31, 32] konnte am Flimmerepithel menschlicher Leichen bis zu 48 h post mortem die typischen Sekretwege des mukoziliären Transports der Nasennebenhöhlen beschreiben, die sich inzwischen intraoperativ immer wieder bestätigt haben. Durch zahlreiche *in-vitro-* und *in-vivo-*Studien am Tier und am menschlichen Flimmerepithel wurde eine durchschnittliche Schlagfrequenz der Zilien von 1000/min ermittelt [2, 8, 28, 39, 43].

Streckenbach et al. [51, 52] gelangen erstmals globale quantitative Aussagen zur mukoziliären Clearance der Kieferhöhle unter physiologischen und pathologischen Bedingungen durch Markierung des Sekretfilms mit Technetiumschwefelkolloid. Mit der Kamerasequenzszintigraphie in einer modifizierten Regions-of-interest (ROI)-Technik gelang es, Referenzbereiche für die Clearance der Kieferhöhle zu erstellen und den Einfluß des sympathikoadrenergen Systems auf die mukoziliäre Clearance nachzuweisen [3–5].

## Veränderungen des Sekrets bei chronisch-entzündlichen Erkrankungen der Nasennebenhöhlen

Bei den chronisch-entzündlichen Erkrankungen der Nase und der Nasennebenhöhlen stellt das pathologisch veränderte respiratorische Sekret ein zentrales Problem dar. Die physiologisch wichtige mukoziliäre Clearance wird durch das Funktionieren der Ziliartätigkeit und ein Optimum an Schleimqualität, -quantität und -transportabilität gewährleistet. Der Schleim ist physikochemisch eine komplizierte Struktur eines semisoliden Gels, dessen hochmolekulare, fadenförmige Polymere durch Schwefel- und Wasserstoffbrückenbildung ein dreidimensionales Netzwerk bilden. Der kolloidale, das Epithel bedeckende Sekretfilm stammt im wesentlichen aus den Becherzellen und den tubuloalveolären Drüsen der Schleimhaut. Zilien und umgebende Schleimschicht bilden somit eine biologisch-funktionelle Einheit. Die Bedingungen zur Entstehung chronisch-entzündlicher Veränderungen in den Nasennebenhöhlen führen auch zur Abweichung in der Sekretzusammensetzung, was in erster Linie eine Erhöhung der Viskosität und Adhäsivität und Minderung der Elastizität des Schleims bedeutet. Diese wiederum führt zu anderen immunologischen, biochemischen und rheologischen Eigenschaften, wodurch das komplizierte Zusammenspiel der verschiedenen biologisch wirksamen Faktoren gestört und damit der Einfluß krankheitsauslösender Faktoren begünstigt wird [1].

## Therapeutische Aspekte bei chronisch-entzündlichen Veränderungen der Nasennebenhöhlen

Die chronische Sinusitis ist eine Erkrankung der Schleimhaut innerhalb enger, teilweise komplizierter anatomischer Strukturen. Folge dieser Schleimhauterkrankung ist eine Störung des Gleichgewichts zwischen Sekretproduktion in den Becherzellen, seromukösen Drüsen und dem Sekretabtransport durch die Flimmerzellen. Damit kann es zur Beeinträchtigung der physiologisch wichtigen mukoziliären Clearance kommen (Abb. 2).

Die Behandlungsstrategien richten sich erstens auf Optimierung der anatomischen Verhältnisse, die eine Verbesserung der Ventilation und Drainage der Nebenhöhlen zur Folge hat und Aufgabe der chirurgischen

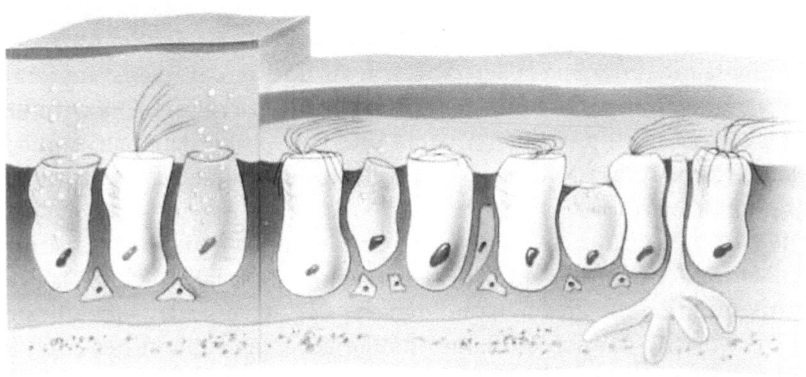

**Abb. 2.** Chronisch-entzündliche Veränderungen des respiratorischen Epithels führen sowohl durch Hyper- als auch durch Hyposekretion zu einer Entkopplung des Mukoziliarapparates bzw. Verlangsamung der mukoziliären Clearance.

Therapie ist. Entsprechende Konzepte für eine minimal-invasive, endoskopische Chirurgie der Nasennebenhöhlen sind heute ausreichend entwickelt und hinreichend dokumentiert [9, 48, 57].

## Operative Strategie

Voraussetzung der schleimhauterhaltenden Mikrochirurgie der lateralen Nasenwand und der Nasennebenhöhlen ist eine subtile Diagnostik. Es handelt sich in erster Linie um eine endoskopische Diagnosestrategie, aus der eine strukturerhaltende Operationstechnik entwickelt wurde. Der Wert dieses Konzeptes besteht darin, daß es die oft diskreten Ursachen rezidivierender oder chronisch-entzündlicher Erkrankungen der Kiefer-, Stirn- und Keilbeinhöhle in den Engstellen der lateralen Nasenwand aufdeckt und beseitigt.

Die Schleimhautpathologie nimmt ihren Ausgang im vorderen Siebbein (Abb. 3) und breitet sich von hier aus auf das Epithel des hinteren Siebbeins, der Kiefer- und Stirnhöhle aus. Für die Erkrankung der Keilbeinhöhle besitzt der schmale Rezessus sphenoethmoidalis, in dessen kranialen Anteil das Ostium sphenoidale mündet, pathogenetische Bedeutung.

Während der endoskopischen Operationen wird der Ausbreitungsweg der Schleimhautpathologie verfolgt. Dabei werden einerseits obstruierende Schleimhauthyperplasien abgetragen und andererseits anatomische Varianten mit pathogenetischer Bedeutung korrigiert. Die Öffnung der Sekretschleusen zwischen Kiefer- und Stirnhöhle zur Schleimhaut der lateralen Nasenwand wird damit erzielt und die Drainage des Mukoziliarapparats verbessert.

Die Normalisierung der mukoziliären Clearance dauert postoperativ bei chronisch-entzündlichen Erkrankungen 3–5 Monate, da bereits präoperativ funktionelle und morphologische Epithelveränderungen bestehen. Die Vorteile der schleimhauterhaltenden Operationen bestehen in der Wiederherstellung der Voraussetzungen für die Epithelreparation. Selbst bei atraumatischem Operieren führt der Eingriff zunächst unmittelbar postoperativ zu einer anhaltenden Verlangsamung der Clearance.

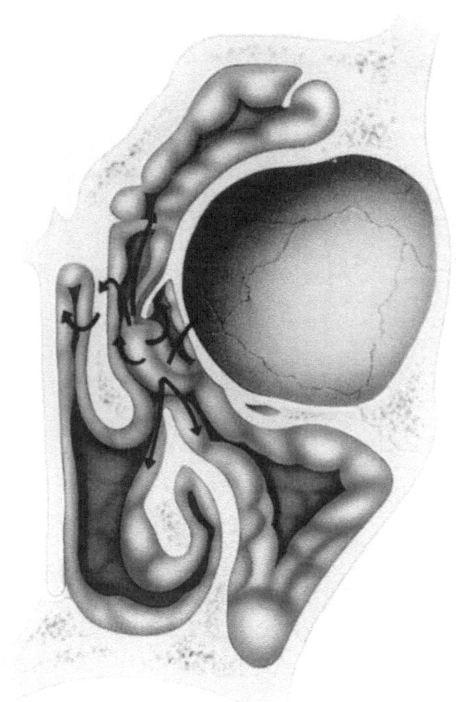

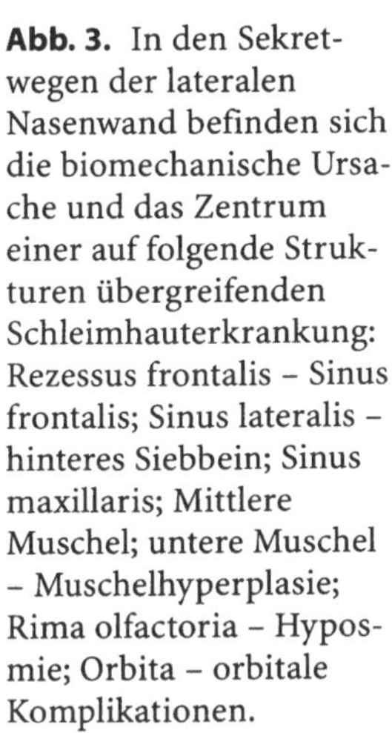

**Abb. 3.** In den Sekretwegen der lateralen Nasenwand befinden sich die biomechanische Ursache und das Zentrum einer auf folgende Strukturen übergreifenden Schleimhauterkrankung: Rezessus frontalis – Sinus frontalis; Sinus lateralis – hinteres Siebbein; Sinus maxillaris; Mittlere Muschel; untere Muschel – Muschelhyperplasie; Rima olfactoria – Hyposmie; Orbita – orbitale Komplikationen.

Die zweite wichtige Voraussetzung für die Epithelreparation, die Ventilationsverbesserung [31], ist unmittelbar postoperativ nachweisbar. Auch wenn es in den ersten 14 Tagen postoperativ durch ödematöse Reaktion im Epithel zu einer Verschwellung der erweiterten Ostien kommt, geht diese Wirkung der Operation der Reparation des Mukoziliarapparates voraus (Abb. 4).

## Ziel

- Restitutio ad integrum; wird durch immunologische Erkrankungen, z. B. Allergie, Trias: Asthma, Analgetikaintoleranz, Polyposis nasi et sinuum, eingeschränkt.

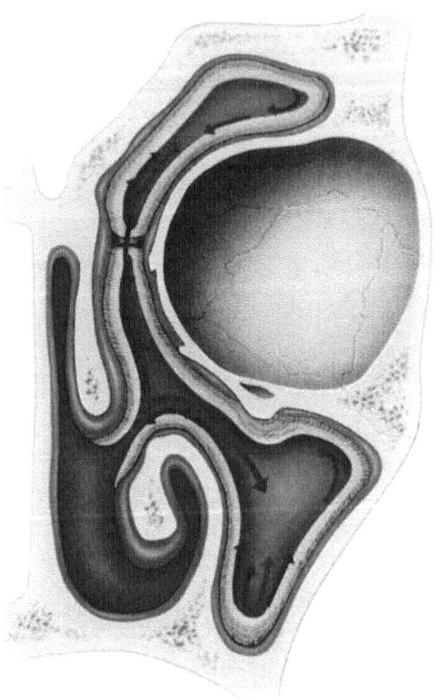

**Abb. 4.** Die endoskopische Mikrochirurgie schafft die morphologischen Voraussetzungen für postoperative Reparationsvorgänge des Epithels. Eine freie Ventilation zwischen Nase und Nasennebenhöhlen sowie ein ungehinderter Sekretabfluß sind dabei wichtigste Voraussetzungen

**Vorteile**

Wiederherstellung der physiologischen Sekretwege,
geringe Gefahr der Obliteration der erweiterten Ostien, da epithelisierte Ränder erhalten werden können,
- Beseitigung der Ursachen der Erkrankung.

### Indikationen und Technik der endoskopischen Operationen der Nasennebenhöhlen

Hauptindikationen für die endoskopischen Operationen der Nasennebenhöhlen sind chronisch-hyperplastische und rezidivierende Sinusitiden. Die Prognose der zu erwartenden Schleimhautreparation ist bei den rezidivierenden Sinusitiden, bei denen zwischen den akuten Exazerbationen Intervalle für reparative Vorgänge des Epithels bleiben, am besten.

Prinzipiell kann zwischen Teilresektionen und der vollständigen Ausräumung des Siebbeinzellsystems unterschieden werden. Große Bedeutung besitzen dabei die sog. flankierenden Maßnahmen, d.h. Eingriffe am Nasenseptum oder an den Nasenmuscheln. Bei Kindern zählt die Sanierung des Nasenrachens durch die Adenotomie dazu.

Die endoskopischen Operationen sind minimal-invasiv. Bei der ethmoidalen Infundibulotomie ([48]) wird der Processus uncinatus mit der medialen Infundibulumwand abgetragen. Der dreidimensionale Raum des Infundibulums wird dadurch breit zur Nase eröffnet.

Der Operateur deckt die einzelnen Kompartimente des Siebbeins (vorderes, hinteres Siebbein) nacheinander auf. Der intraoperative endoskopische Befund entscheidet über das Ausmaß erforderlicher Gewebeabtragungen. Dabei werden die Resektionsräume und Fenster so groß angelegt, wie zu einer ausreichenden Ventilations- und Drainageverbesserung nötig.

Vom Siebbein aus können nun die Kieferhöhle und die Stirnhöhle an den physiologischen Ostien eröffnet und die Keilbeinhöhle gefenstert werden. Diese werden zu Fenstern erweitert. Dabei ist darauf zu achten, daß wenigstens eine Randseite des Fensters unversehrt bleibt. Die Erweiterung der physiologischen Ostien ist zudem die beste Prophylaxe vor Stenosen. Unter Sicht der Winkeloptiken können gezielte Abtragungen von Zysten, Zelen oder gestielten Polypen aus der Stirn- und Kieferhöhle vorgenommen werden. Diffuse hyperplastische Schleimhaut sollte der Reparation überlassen werden (Abb. 5 a – d).

## Ethmoidale Infundibulotomie

Ziel der Operation ist eine breite Vereinigung des Infundibulum ethmoidale mit der Nasenhöhle [20, 34, 35, 42, 48, 58].

Sie beginnt mit der Umschneidung des Processus uncinatus, der im wesentlichen die mediale Infundibulumwand bildet. Danach wird die mediale Infundibulumwand reseziert. Erst jetzt kann das Ostium der Kieferhöhle, welches kaudal-ventral in das Infundibulum mündet, inspiziert werden. Ob bei der Infundibulotomie auch eine Abtragung der Bulla ethmoidalis erforderlich ist, muß vom endoskopischen Befund nach Eröffnung des Siebbeins abhängig gemacht werden. Hauptindikationen dieses

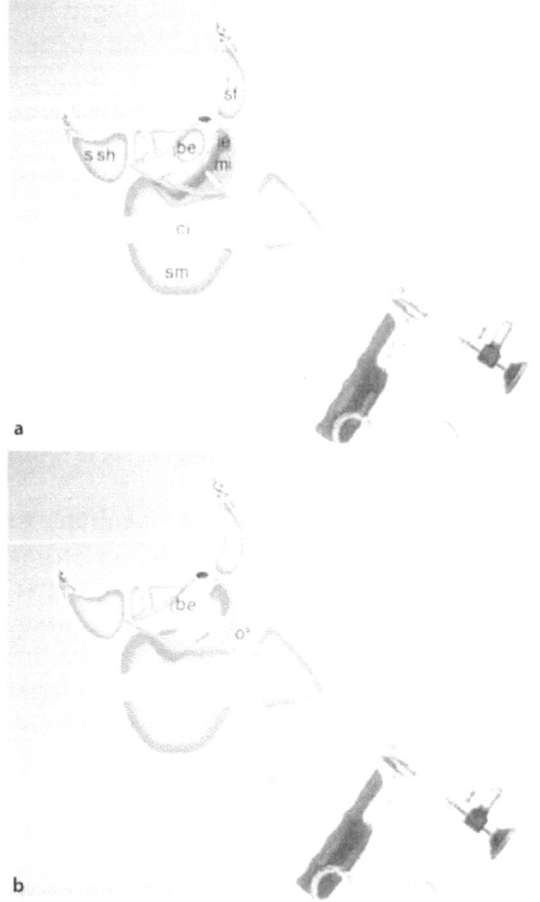

**Abb. 5 a–d.** Typische Schritte einer endoskopischen Siebbeinoperation: **a** Abtragung der medialen Wand des Infundibulum ethmoidale. *mi* Mediale Wand des Infundibulum ethmoidale, *sf* Sinus frontalis, *be* Bulla ethmoidalis, *sm* Sinus maxillaris, *ci* Concha media, *ssh* Sinus sphenoidalis. **b** Einstellen, Perforieren und Abtragen der Bulla ethmoidalis unter Sicht der o-Grad-Optik.

minimal-invasiven Eingriffs sind rezidivierende maxilloethmoidale Sinusitiden, mit umschriebenen Siebbeinbefunden.

## Vordere Ethmoidektomie

Die vordere Ethmoidektomie zielt auf eine vollständige Aufdeckung des vorderen Siebbeinlabyrinths ab. Das heißt, die Stirn- und Kieferhöhle kommunizieren über eine einheitliche Höhle mit der Nase. Dabei sollte

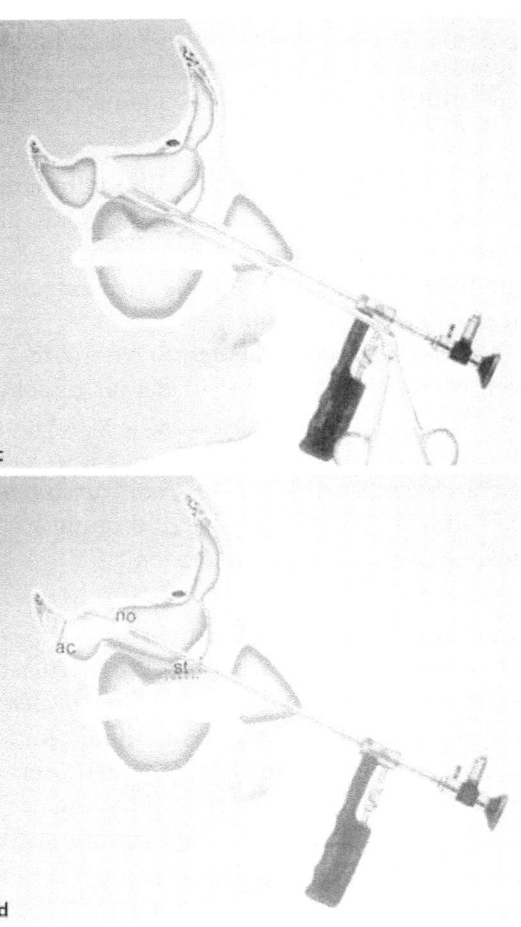

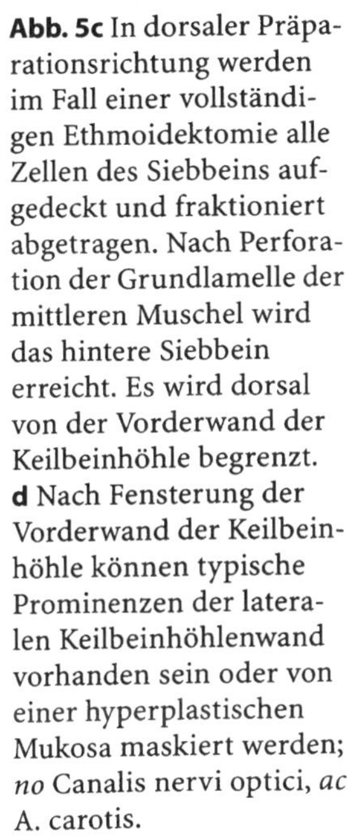

**Abb. 5c** In dorsaler Präparationsrichtung werden im Fall einer vollständigen Ethmoidektomie alle Zellen des Siebbeins aufgedeckt und fraktioniert abgetragen. Nach Perforation der Grundlamelle der mittleren Muschel wird das hintere Siebbein erreicht. Es wird dorsal von der Vorderwand der Keilbeinhöhle begrenzt. **d** Nach Fensterung der Vorderwand der Keilbeinhöhle können typische Prominenzen der lateralen Keilbeinhöhlenwand vorhanden sein oder von einer hyperplastischen Mukosa maskiert werden; *no* Canalis nervi optici, *ac* A. carotis.

eine vollständige Abtragung aller Zellen erfolgen und möglichst wenig Knochensepten belassen werden. Abgeschottete Restzellen werden nicht selten zum Ausgangspunkt entzündlicher Rezidive [58].

## Supraturbinale Kieferhöhlenfensterung
Die supraturbinale Kieferhöhlenfensterung verfolgt 2 Ziele.

- Verbesserung der Epitheldrainage und Ventilation bei diffus-hyperplastischer Sinusitis maxillaris.
- Schaffung eines operativen Zugangs für intrakavitäre Manipulationen im Cavum maxillae.

Nach Abtragen der medialen Infundibulumwand suchen wir mit der 30 °-Optik mit Blickabwinkelung nach lateral das Ostium maxillare auf.

Mit dem abgebogenen Sauger kann die Kieferhöhle sondiert werden. Durch Beobachtung des Bulbus wird eine Perforation der Lamina papyracea rechtzeitig erkannt.

Mit der rückschneidenden Stanze wird das Ostium maxillare dann nach vorn erweitert. Dabei ist darauf zu achten, daß eine Randseite des Fensters unversehrt bleibt. Zirkuläre Schleimhautläsionen werden sich immer wieder verschließen.

Durch ein Fenster von 1–1,5 cm Durchmesser können unter Sicht der 30 °- und 70 °-Optik gezielte Abtragung z. B. von Zysten, Polypen und Mukozelen vorgenommen werden.

## Sanierung des vorderen Siebbeins

Führen umschriebene Schleimhauthyperplasien im vorderen Siebbein zu geringfügigen Schleimhautschwellungen der Stirnhöhle, ohne daß anamnestisch Stirnkopfschmerzen, Klopf- und Beugeschmerz angegeben werden, so halten wir die Drainageverbesserung durch die Sanierung des vorderen Siebbeins, meist mit Abtragung der Bulla ethmoidalis und weiterer Zellsepten bis zur Schädelbasis für ausreichend.

## Erweiterung des Recessus frontalis

Bei rezidivierenden Stirnhöhlenentzündungen mit Kopf- und Klopfschmerz führen wir eine Erweiterung des Recessus frontalis aus oder fenstern den Stirnhöhlenboden. Eine wichtige Landmarke zum Aufsuchen des Recessus frontalis ist der knöcherne Kanal der A. ethmoidalis anterior. Er befindet sich unmittelbar dorsal des Recessus frontalis. Die vordere Begrenzung bildet der Agger nasi, der oft pneumatisiert ist. Die Zellen des Agger nasi müssen vor der Darstellung des Recessus frontalis abgetragen werden.

Die Arbeitsrichtung von dorsal nach ventral ist dabei unbedingt einzuhalten. Sie bewahrt vor Verletzungen der Schädelbasis und verfolgt gleichzeitig das Ziel, die Schleimhaut der hinteren Zirkumferenz der Stirnhöhlenmündung zu erhalten. Ein wesentlicher Vorteil der endoskopischen Operationstechnik besteht ja gerade darin, durch weitgehenden Schleimhauterhalt in anatomischen Engstellen, Restenosierungen, Obliterationen und Abschottungen, die den Ausgangspunkt für Mukozelen der Stirnhöhle darstellen, zu vermeiden.

Wenn der Zugang zur Stirnhöhle über einen erweiterten Ductus bzw. Isthmus nasofrontalis für einen abgebogenen Sauger mühelos durchgängig ist und dabei noch etwas freies Spiel besteht, betrachten wir die Weite als ausreichend. Einen 4–5 mm weiten Duktus halten wir für die Stirnhöhlendrainage für ausreichend.

Gelingt es jedoch nicht, ein Schleimhautblatt zu erhalten, muß bei erheblicher Restenosierungstendenz in diesem Bereich das Fenster größer angelegt werden. Das wird z. B. bei wenig pneumatisierten kleinen Stirnhöhlen oft erforderlich sein, die meist einen engen Rezessus und dicken Boden besitzen.

Ob eine Stirnhöhle im Rahmen einer Pansinusoperation eröffnet werden muß, oder ob man die Deblockierung des Recessus frontalis durch Sanierung des vorderen Siebbeins als ausreichend ansehen darf, sollte im Einzelfall ausgehend von den Symptomen und dem Ausmaß der Schleimhautveränderungen in den koronaren Computertomogrammen, sowie dem intraoperativen endoskopischen Befund entschieden werden [36].

**Pansinusoperation**

Die operative schleimhauterhaltende Sanierung aller Nasennebenhöhlen einer oder beider Seiten ist ein entscheidender Fortschritt der endonasalen endoskopischen Chirurgie.

Nacheinander werden vorderes Siebbein und hinteres Siebbein aufgedeckt. Die Fensterung der Keilbeinhöhlenvorderwand kann bei breit angelegter Pars ethmoidalis transethmoidal erfolgen. Ist dieser Anteil der Keilbeinhöhlenvorderwand jedoch schmal, sollten Pars nasalis und ethmoidalis durch Resektion des hinteren Ansatzes der mittleren Muschel verbunden werden.

## Nachbehandlung nach endoskopischen Nasennebenhöhlenoperationen

Die Operation stellt einen ersten Schritt im Konzept der schleimhauterhaltenden Maßnahmen dar. Sie leitet die Phase der Epithelreparation ein, die der Operation unmittelbar folgt. Diese Phase ist für das Ausheilen des pathologischen Schleimhautbefundes, möglichst bis zur Restitutio ad integrum sehr wichtig und muß deshalb durch gezielte Behandlungsschritte gesteuert werden.

Erfahrungen zeigen, daß das Ergebnis der endonasalen operativen Maßnahmen im weiteren entscheidend durch die Qualität der Nachbehandlung geprägt wird. Die postoperative Situation in der Nase ist mit der herkömmlichen Spiegeluntersuchung nicht übersichtlich genug einzuschätzen. In der Folge können notwendige Maßnahmen nicht erkannt und damit unterlassen werden. Ungenügende Behandlung in der postoperativen Phase führt zu neuen pathologischen Veränderungen in der Nase und damit zu schwieriger zu behandelnden Rezidiven. Damit besteht die Gefahr, daß diese schonende und effektive Chirurgie der Nasennebenhöhlen an positivem Ruf einbüßt.

### *Postoperative Probleme*

Nach der erfolgten Operation ergibt sich im Bereich der Schleimhaut der Nase und der Nasennebenhöhlen folgende Situation:

- Das Epithel ist hyperplastisch verändert,
- die mukoziliäre Clearance ist hochgradig gestört,
- es bestehen umschriebene Epithelläsionen mit Zerstörung der Kontinuität von Schleimhaut und Sekretdecke,
- es bestehen typische Gewebsreaktionen im Operationsgebiet: ausgeprägte Ödembeete und Exsudationen.

Das klinische Bild in der akuten postoperativen Phase wird durch folgende Befunde geprägt.

Infolge geringfügiger Sickerblutungen postoperativ, besonders aber nach der Entfernung der Nasentamponade am 1. oder 2. postoperativen Tag sammelt sich in der Nasenhaupthöhle Blut, welches zunächst koaguliert, später eintrocknet und schwärzliche Krusten bildet. Aus den eröffneten Sinus ablaufendes schleimiges Sekret trocknet aufgrund der fehlenden mukoziliären Clearance unter Bildung von gelb-bräunlichen Borken ein und lagert sich auf bestehende Mukosadefekte auf. Die Mukosadefekte, anfänglich bedeckt mit Krusten und Borken, sind Stellen, an denen nach Tagen und Wochen Granulationen aufschießen können. Besonders am Boden der Nasenhaupthöhle und in den Nasennebenhöhlen sammelt sich seröses und schleimiges Wundsekret an. Auf der Schleimhaut der Nasenmuscheln bilden sich häufig flächige Fibrinausschwitzungen aus, die die Nase weitgehend obstruieren.

Nach einigen Tagen zeigen sich Ödemkissen, die zuweilen erhebliche Ausdehnung haben können. Sie sind Ausdruck einer Lymphabflußstörung und bestehen bis zu 4 Wochen nach dem operativen Eingriff. Ödematöse Schwellungen der Mukosa lassen sich besonders am unteren und vorderen Rand des angelegten supraturbinalen Fensters, im Recessus frontalis und besonders im Siebbeinschacht beobachten. Die reaktive Schwellung der parietalen Schleimhaut täuscht zuweilen kleine Polypen vor. Relativ enge Stellen, wie das erweiterte Ostium zur Stirn- oder zur Keilbeinhöhle, können wieder verschwellen.

## *Maßnahmen in der 1. postoperativen Woche – stationäre Nachbehandlung*

### 1. – 2. postoperativer Tag
Ein vorsichtiges Absaugen der Nase sollte bereits am 1. postoperativen Tag, möglichst durch den Operateur vorgenommen werden.

### 3. – 5. postoperativer Tag
Ab dem 3. postoperativen Tag kann es erforderlich werden, eingetrocknetes Sekret in Form von Borken und Krusten oder flächige Fibrinbeläge zu entfernen. Es empfiehlt sich, bereits zu diesem Zeitpunkt die Behandlungen endoskopisch kontrolliert vorzunehmen, da nur so die entscheidenden Engstellen übersehen und gezielt behandelt werden können. Mit der endoskopischen Technik lassen sich Verletzungen der parietalen, sich regenerierenden Mukosa verhindern. Instrumentelles Manipulieren im Siebbeinschacht, im Recessus frontalis oder im supraturbinalen Kiefer-

höhlenfenster sind zu diesem Zeitpunkt verzichtbar. Bis zum Ende der 1. Woche nach Operation ist mit einer nur geringen Epithelregenerationstendenz zu rechnen [14]. Innerhalb dieses Zeitraums sollten durch die vorwiegende Absaugbehandlung und eine gezielte Borken- und Krustenabtragung Verlegungen der Nasenhaupthöhle und des Siebbeinschachts beseitigt sein. Es empfiehlt sich, diese Nachbehandlungsmaßnahmen bis zu diesem Zeitpunkt unter stationären Bedingungen durchzuführen. Danach schließt sich die ambulante Nachbehandlung durch die niedergelassenen Kollegen an. Diese Schnittstelle des Wechsels von der stationären zur ambulanten Betreuung muß vom Arzt organisiert und vom Patienten getragen werden.

**2. postoperative Woche – ambulante Nachbetreuung**
Besonderes Augenmerk muß auf Verklebungen zwischen entepithelisierten korrespondierenden Schleimhautarealen, z. B. der mittleren Muschel und der lateralen Nasenwand, gelegt werden. Hier bestehen sehr häufig korrespondierende Wundflächen, die über Fibrinbrücken aneinander haften. Bei der instrumentellen Reinigung der Nase ist deshalb darauf zu achten, daß bereits in der frühen postoperativen Phase, etwa ab dem 3. postoperativen Tag, mit dem Sauger diese Fibrinbrücken abgesaugt oder durchtrennt werden.

Medikamentöse Begleitbehandlung: Nach der gezielten Abtragung von Borken und Krusten und nach dem Absaugen von Sekret kann durch das Auftragen antibiotika- und kortikoidhaltiger, niedrigvisköser Salben oder Gele auf die Wundflächen (z. B. Polyspectran HC-Salbe) der Epithelregenerationsprozeß positiv beeinflußt werden.

Die Maßnahmen zur instrumentellen Reinigung der Nase können effektiv durch Anfeuchtung des Nasenmilieus unterstützt werden. Das Einträufeln physiologischer Kochsalzlösung in die Nase oder besser das Einsprühen der Nase mit isotoner Solelösung verhindert in großem Umfang das Eintrocknen des Sekrets und schafft auch eine Auflösung bestehender Verklebungen zwischen den Schleimhautflächen durch hochvisköses Sekret. Ebenso wirken Inhalationen mit Sole- oder Kochsalzlösungen [33].

Besteht das Krankheitsbild einer diffus hyperplastischen-polypösen Sinusitis, ist der systemische Einsatz eines Kortikosteroids mit einem Antihistaminikum zu kombinieren. Die Kortikoiddosierung beträgt in einer 3wöchigen postoperativen Gabe 1 mg Methylprednisolon pro kg KG ausschleichend.

In der unmittelbar postoperativen Phase ist eine antibiotische Therapie in der Mehrzahl der Fälle angezeigt. Damit wird die Abheilung der Schleimhaut in den eröffneten Sinus unterstützt, und gleichzeitig wird damit einer Reinfektion vorgebeugt. Eine Reinfektion droht um so mehr, je ausgeprägter der pathologische Schleimhautbefund in der Nase und den Nebenhöhlen ist.

Der pathophysiologische Mechanismus der gestörten Ventilation und Drainage führt zur Viskositätsänderung des Sekrets in den Nasennebenhöhlen bis hin zum völligen Zusammenbruch der mukoziliären Clearance. Mit der Gabe eines pflanzlichen Sekretolytikums, z.B. Gelomyrtol forte, für etwa 3 bis 4 Wochen kann der Sekretstörung direkt entgegengewirkt werden.

Auch in der Spätphase ist eine lokale medikamentöse Begleitbehandlung notwendig. Der Patient kann regelmäßig und selbständig eine Anfeuchtung der Schleimhaut durch Salzwasserspülungen (0,9 %ig) der Nase und durch Inhalationen mit isotonen, solehaltigen Lösungen durchführen.

Unterstützend in dieser Behandlungsphase ist das regelmäßige Einsprühen der Nasenschleimhaut mit topischen Glukokortikoiden angezeigt. Die Dauer dieser Anwendung wird durch den endoskopischen Schleimhautbefund bestimmt.

Die Nachbehandlung nach endoskopischen Nasennebenhöhlenoperationen ist eine für den Gesamterfolg der Therapie wichtige Aufgabe für den Operateur und den niedergelassenen Hals-Nasen-Ohren-Arzt. Dem Patienten müssen bereits im Vorfeld einer geplanten endoskopischen Operation die verschiedenen Abschnitte der Wundheilung und deren Auswirkungen auf das subjektive Befinden verdeutlicht werden. Patient und Arzt werden das Ziel einer Besserung und Heilung nur erreichen, wenn die Bereitschaft und das Engagement für eine komplexe Nachbehandlung vorhanden ist.

## Untersuchung zum Einfluß des pflanzlichen Sekretolytikums Myrtol standardisiert auf die mukoziliäre Clearance der Kieferhöhle

Wie aus den dargestellten pathophysiologischen Mechanismen und therapeutischen Konzepten ersichtlich, kommt der Lösung bzw. Aufweichung und Verflüssigung des zähen oder eingetrockneten Sekrets ein bedeutender Stellenwert in der Behandlung chronischer Sinusitiden zu. Die Zufuhr von Feuchtigkeit, z. B. in Form von Inhalationen mit hyperosmolaren Lösungen, bewirkt durch Austritt von Wasser aus der Schleimhaut einen Verdünnungseffekt für das eingedickte Sekret, was den direkten Aerosolniederschlag potenziert. Eine prinzipielle Voraussetzung ist aber auch eine ausreichende Hydratation des Gesamtorganismus, damit eine Osmose und die Anregung einer vermehrt dünnflüssigen Sekretproduktion in den Becherzellen und submukösen Drüsenabschnitten erfolgen kann. Ziel ist es auch, durch die Gabe geeigneter Medikamente mit differenziertem Wirkungsangriff an der Sekretproduktion, der Viskositätsminderung des Schleims und der Zilientätigkeit, die gestörte mukoziliäre Clearance zu reaktivieren. Die Arzneimittelgruppen, die für diese therapeutische Zielstellung wirken, werden als Mukolytika, Sekretomotorika und Sekretolytika zusammengefaßt.

In der Roten Liste 1995 sind mehr als 350 Einzelpräparate verzeichnet, die diesen Medikamentengruppen zuzuordnen sind.

Die Arzneimittelspezialitäten werden hier als „Antitussiva und Expektoranzien" kategorisiert. Diese beiden Hauptgruppen werden unterteilt in pflanzliche und chemische Wirkstoffe und diese wiederum in Gruppen aus Einzelstoffen und Kombinationen. Die Kombinationen beinhalten nicht nur Gemische verschiedener Einzelstoffe, sondern auch Gemische aus Einzelstoffen mit Antihistaminika, Antibiotika, Broncholytika, Sedativa u.a. In den verschiedenen Untergruppen finden sich sowohl mukolytisch, sekretomotorisch und sekretolytisch wirkende Substanzen.

*Mukolytika* verändern die physikochemischen Eigenschaften des Sekrets durch Minderung der Viskosität. Sie werden als Netzmittel (Detergenzien, z. B. Tyloxapol) zur Verringerung der Oberflächenspannung, oder auch als Enzyme (Zysteinderivate, z. B. N-Acetylcystein) zur

Spaltung der Disulfidbrücken eingesetzt. Eine Aktivierung mukolytisch wirkender Enzyme, eine vermehrte Lysosomenbildung und damit der Abbau saurer Mukopolysaccharide wird auch durch das Benzylamin Bromhexin und dessen Metabolit Ambroxol gefördert [41].

Als *Sekretomotorika* werden die Medikamente bezeichnet, die über verschiedene Mechanismen, im wesentlichen über eine Zunahme der Ziliarfrequenz, die Effektivität der mukoziliären Clearance steigern. Typische Vertreter dieser Gruppe sind die als Bronchospasmolytika bekannten $\beta_2$-adrenergen Agonisten (z.B. Terbutalin, Orciprenalin). Auch Theophyllin, den Benzylaminen [16] und v.a. den ätherischen Ölen [15] werden sekretomotorische Wirkungen zugeordnet (Tabelle 1).

*Sekretolytika* sind Pharmaka, die durch einen veränderten Sekretionsmodus eine Besserung der Schleimentfernung bewirken. Ätherische Öle pflanzlichen Ursprungs, Extrakte verschiedener Pflanzen (Tabelle 2), Kreosotderivate (Guajacol) und die synthetischen Benzylamine Bromhexin und Ambroxol entwickeln einen sekretolytischen Effekt über den

**Tabelle 1.** Sekretomotorisch wirksame Pharmaka

|  | Wirkstoff | Arzneimittel |
| --- | --- | --- |
| Sympathomimetika | Isoprenalin | Bellasthman |
|  | Terbutalin | Bricanyl, Contimit, Terbutalin |
|  | Orciprenalin | Alupent |
|  | Theophyllin | Afonilum, Aminophyllin, Solosin, Theophyllin |
| Ätherische Öle | Myrtol standardisiert | Gelomyrtol forte |
|  | Eukalyptusöl | Kombinationspräparate wie: |
|  | Anisöl | Sinuforton, Bronchoforton |
|  | Fenchelöl |  |
|  | Thymianöl |  |
|  | Salbeiöl |  |
| Benzylamine | Bromhexin | Bromhexin, Bisolvon |
|  | Ambroxol | Ambril, Mucosolvan |

| Pflanzliche Extrakte | Arzneimittel |
|---|---|
| Myrtol standardisiert | Gelomyrtol forte |
| Fol. Hederae helicis | Naranopect, Prospan |
| Herba Thymi | Bronchipred |
| Fol. Hederae helicis | |
| Rad. Primulae | |
| Herba Grindeliae | Melrosum |
| Rad. Pimpinellae | |
| Rad. Primulae | |
| Flor. Rosae | |
| Herba Thymi | |
| Rad. Gentianae | Sinupret |
| Flor. Primulae cum Calycibus | |
| Flor. Sambuci | |
| Herba Rumicis var. | |
| Herba Verbenae | |

**Tabelle 2.** Sekretolytisch wirkende pflanzliche Extrakte

Mechanismus einer Drüsensekretionssteigerung. Trotz der molekularen Ähnlichkeit zu N-Acetylcystein ist das Zysteinderivat Karboxymethylzystein (Carbocystein) den Sekretolytika zuzuordnen, da durch die pharmakologische Wirkung die Produktion niedrigvisköserer Muzine in den Becherzellen angeregt wird [40].

Die Schwierigkeit der pharmakologischen Bewertung von Mukolytika, Sekretolytika und Sekretomotorika besteht darin, daß bislang keine zuverlässige Methode bekannt ist, um die Wirkung experimentell zu belegen. Außerdem stehen zum Einsatz in der HNO-Heilkunde nur wenige Substanzen zur Verfügung, deren Wirksamkeit nach dem aktuellen Stand der wissenschaftlichen Erkenntnis als belegt angesehen werden kann.

So weisen die vom ehemaligen Bundesgesundheitsamt verabschiedeten Substanzmonographien für Ambroxol und Bromhexin weder die akute noch die chronische Sinusitis als Indikation aus. Für Acetylcystein wird in einer Bekanntmachung des Bundesgesundheitsamts darauf hingewiesen, daß kein geeignetes wissenschaftliches Erkenntnismaterial zum Wirknachweis bei Sinusitis und Otitis media vorliegt.

Für die Bewertung der Mukolytika/Sekretolytika als therapeutischer Faktor im Konzept der Behandlung der chronischen Sinusitis ist der Wirknachweis dringend erforderlich. Anhand eines solchen Nachweises wäre die Effektivität der einzelnen Wirkstoffe meßbar und somit ein Therapieoptimum formulierbar.

## Material und Methode

### Untersuchungsablauf

Es wurden 4 männliche Probanden und ein Patient, männlich, 58 Jahre, nuklearmedizinisch untersucht. Vor den Untersuchungen wurde ein HNO-Status erhoben und eine Nasenendoskopie durchgeführt. Bei den Probanden bestanden klinisch und anamnestisch keine Zeichen für eine akute, rezidivierende und chronische Sinusitis. Bei dem Patienten handelte es sich um einem Zustand nach Kieferhöhlenradikaloperation vor 15 Jahren und endoskopischer Siebbeinrevision beidseitig.

Es erfolgten 2 sequenzszintigraphische Funktionsuntersuchungen. Die erste erfolgte vor der Einnahme des Sekretolytikums Myrtol standardisiert (z.B. Gelomyrtol forte). Die zweite sequenzszintigraphische Funktionsstudie erfolgte nach der über 4 Tage anberaumten Einnahme des Sekretolytikums Myrtol standardisiert in einer Dosierung von 3mal 1 Kps. täglich.

Die Untersuchungen wurden in der Nuklearmedizinischen Praxis von Frau Dr. Sydow durchgeführt. Sie erfolgten zur gleichen Tageszeit, bei einer Raumtemperatur von 23 °C und einer Luftfeuchtigkeit von 55%.

### Radiopharmakon

Als Radiopharmakon wurde $^{99m}$-Technetium(Tc-)schwefelkolloid verwendet. Die Untersuchungen erfolgten in sitzender Position. Nach Schleimhautanästhesie im unteren Nasengang erfolgte die Punktion der Kieferhöhle im unteren Nasengang. Über eine Lichtwitzkanüle wurden jeweils 1 MBq $^{99m}$Tc-Schwefelkolloid in 0,2 ml einer physiologischen NaCl-Lösung in die Kieferhöhle appliziert. Gleichzeitig wurde ein normierter Tupfer endoskopisch in den mittleren Nasengang eingebracht.

### *Gamma-Kamera und Auswertung der Meßergebnisse*

Die Messungen erfolgten mit der Gamma-Kamera APEX SP 4 der Firma ELSCINT (Israel) mit hochauflösendem Kollimator und einer Matrix, bestehend aus 64 · 64 Pixeln. Der Abstand Kamera – Patient betrug 5 cm. Die sequenzszintigraphische Funktionsstudie an der Gamma-Kamera erfolgte mit einer Bildfrequenz von einem Bild pro Minute. Sie erfolgte über 30 min in ventraler Position. Über den Regionen Kieferhöhlenboden, Kieferhöhlenwände und Ostium wurden Regions of interest (ROI) markiert und rechnergestützte Zeitaktivitätskurven erstellt. Über eine e-Funktion in den abfallenden Schenkel der Zeitaktivitätskurve gelegt, wurden die Halbwertzeiten des transportierten Radiopharmakons berechnet. Als wichtigster Parameter wurde die Halbwertzeit der Region Kieferhöhlenboden verwendet. Unmittelbar nach der Funktionsstudie vor der Gamma-Kamera wurde der Tupfer aus dem mittleren Nasengang entfernt und die Radioaktivität bestimmt.

### Ergebnisse

Nach Instillation des Radiopharmakons in die Kieferhöhle kam es bei allen untersuchten Probanden zu einer deutlichen Anreicherung des $^{99m}$Tc-Schwefelkolloids über dem Kieferhöhlenboden. Bei den 4 Probanden setzte der Abtransport des Radiopharmakons über die von Messerklinger [31] beschriebenen Sekretwege ein. Bei dem voroperierten Patienten (Zustand nach Caldwell-Luc- und Siebbeinoperation) ließ sich kein gerichteter Sekrettransport nachweisen. Die Sekretstraße über der lateralen Wand stellte sich bei 3 Probanden dar, in einem Fall erfolgte der Abtransport des Radiopharmakons über die laterale und mediale Wand, wobei beide Sekretwege vor dem Ostium zusammenflossen. Danach erfolgte der Abfluß über die laterale Nasenwand in den Epipharynx und Pharynx (Tabelle 3).

Im Vergleich zu den Funktionsstudien vor Einnahme des Sekretolytikums kam es bei der zweiten Funktionsstudie nach Aufbau eines Wirkspiegels nach Einnahme des Sekretolytikums zu deutlichen Veränderungen der mukoziliären Transportgeschwindigkeiten, besonders im Bereich der ROI-Kieferhöhlenboden.

**Tabelle 3.** Ergebnisse der sequenzszintigraphischen Funktionsstudie vor und nach Einnahme des Sekretolytikums Myrtol standardisiert (Medikation); *HWZ* Halbwertzeit [Min], *RA* Radioaktivität [Impulse].

| | HWZ der Clearance vor Medikation | RA$_1$ im Tupfer vor Medikation | HWZ der Clearance nach Medikation | RA$_2$ im Tupfer nach Medikation | RA$_2$/RA$_1$ [%] |
|---|---|---|---|---|---|
| Proband 1 | 47,0 | 145 | 25,2 | 1 068 | 86,42 |
| Proband 2 | 60,0 | 40 | 12,0 | 256 | 84,4 |
| Proband 3 | 54,8 | 102 | 41,0 | 330 | 69,1 |
| Proband 4 | 103,0 | 204 | 48,9 | 1 280 | 84,07 |
| Patient (5) | 37,0 | 310 | 19,2 | 2 140 | 85,52 |

In allen 5 Fällen wurde bei der zweiten sequenzszintigraphischen Funktionsstudie (nach Einnahme des Sekretolytikums) eine beschleunigte mukoziliäre Clearance der Kieferhöhle, im Vergleich zur Voruntersuchung, bestimmt.

Abbildung 6 zeigt nuklearmedizinische Befunde der mukoziliären Clearance der Kieferhöhle während der ersten (ohne Sekretolytikum) und zweiten (nach Einnahme des Sekretolytikums) Funktionsstudie.

Die Bestimmung der Radioaktivität im Tupfer aus dem mittleren Nasengang ergab in allen Fällen nach Gabe des Sekretolytikums deutlich höhere Impulsraten. Es lagen aber interindividuelle Unterschiede vor, was die Quantität der aufgenommenen Radioaktivität im Tupfer betrifft. So wurde bei Proband 4 fast die 5fache Radioaktivität im Vergleich zu Proband 2 gefunden. Die interindividuellen Unterschiede in bezug auf die prozentuale Steigerung der aus der Kieferhöhle ausgeschiedenen radioaktiv markierten Sekretmenge variierten nur wenig. Nur bei Proband 3 lag die Steigerung der Radioaktivität um 70 %, während sie bei den übrigen Untersuchten bei etwa 85 % lag. Damit zeigt sich bei allen Untersuchten eine erheblich höhere Sekretausscheidung aus der Kieferhöhle nach Sekretolytikagabe im Untersuchungszeitraum.

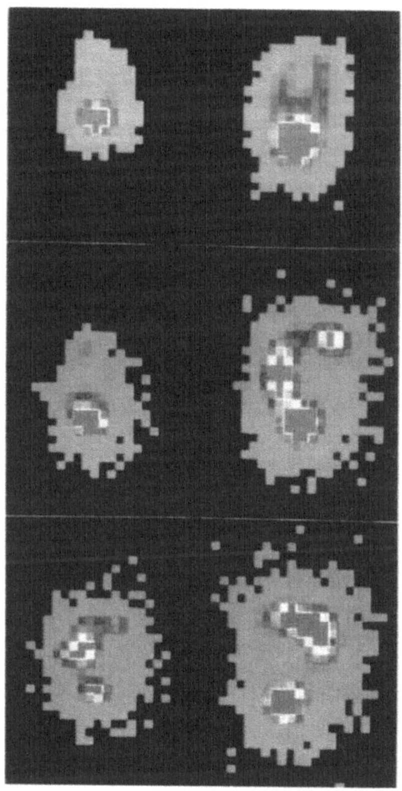

**Abb. 6.** Sequenzszintigramme vor (linke Spalte) und nach Einnahme des pflanzlichen Sekretolytikums Myrtol standardisiert (rechte Spalte).
*Obere Reihe:* In der 1.–2. Minute zeigt sich bereits ein beginnender Abtransport des Radiopharmakons über die Sekretwege der medialen und lateralen Kieferhöhlenwand nach Einnahme des Sekretolytikums (rechts). *Mittlere Reihe:* Während sich in der 8.–9. Minute ohne das Sekretolytikum ein Abtransport über die laterale Kieferhöhlenwand zeigt, hat der Radiotracer im gleichen Zeitraum nach Einnahme des Medikaments bereits das Kieferhöhlenostium erreicht. *Untere Reihe:* In der 18.–19. Minute hat das Radiopharmakon bereit die Kieferhöhle verlassen und befindet sich im Nasenrachen, wo es nach kaudal transportiert wird (nach Einnahme des Sekretolytikums).

## Diskussion

Mit einer *in-vivo*-Pilotuntersuchung sollte mit meßbaren Parametern der Frage nachgegangen werden, ob pflanzliche Sekretolytika wie Myrtol standardisiert einen Einfluß auf den Mukoziliarapparat der Nasennebenhöhlen besitzen.

Mit der Kamerasequenzszintigraphie mit modifizierter ROI-Technik besteht eine sehr empfindliche Methode, um Veränderungen der mukoziliären Clearance zu erfassen [3–5].

Als wichtigste Parameter wurden die mukoziliäre Transportgeschwindigkeit der ROI-Kieferhöhlenboden und die Aktivitätsanreicherung in einem im mittleren Nasengang plazierten Tupfer verwendet. Bei der Plazierung des Tupfers wurde darauf geachtet, daß er den Hiatus semilunaris nicht obstruierte, sondern das aus der Kieferhöhle über das Infundibulum ethmoidale transportierte Sekret kaudal des Hiatus zwischen der lateralen Fläche der mittleren Muschel und dem Rücken der unteren Muschel auffangen sollte.

Obwohl die Probanden als „nebenhöhlengesund" gelten können, fanden sich relativ langsame Transportzeiten bei beiden Untersuchungen. Entscheidend war aber der Vergleich der mukoziliären Transportgeschwindigkeiten vor bzw. nach Gabe des Sekretolytikums. Die im Tupfer akkumulierte Radioaktivität mußte, zumindest bei 4 Probanden, durch aktiven Sekrettransport aus der Kieferhöhle in den mittleren Nasengang gelangt sein.

Tabelle 3 zeigt eine eindeutige Beschleunigung des mukoziliären Transports in der Kieferhöhle nach Einnahme des Sekretolytikums in Verbindung mit einem Anstieg der Radioaktivität im Tupfer. Die Beschleunigung der Clearance kann nicht allein durch eine Sekretionssteigerung der Becherzellen des respiratorischen Epithels erklärt werden, sondern nur durch einen sekretomotorischen Effekt. Der deutliche Unterschied der Aktivitätsanreicherung im Tupfer vor und nach der Gabe des Sekretolytikums ist nur dadurch zu erklären, daß mehr Sekret schneller aus der Kieferhöhle über die physiologischen Sekretstraßen auf die Schleimhaut der lateralen Nasenwand transportiert worden ist. Bei dem Patienten mit Zustand nach Kieferhöhlenradikaloperation bestand auf der untersuchten Seite praktisch keine laterale Nasenwand mehr. Der Abfluß erfolgte also nicht über die gewohnten Bahnen. Es fand sich aber eine deutliche Sekretionssteigerung.

## Methodenkritische Bemerkung

Ein Problem bei der Studie besteht sicher darin, daß der Einfluß eines Sekretolytikums auf ein nichtpathologisch verändertes Sekret und eine nichtpathologische Clearance meßtechnisch geringere Ausbeute erwarten läßt, als bei pathologischen Veränderungen. Trotzdem haben wir uns bei der Pilotstudie doch für Probanden entschieden, weil wir die Zahl der zu berücksichtigenden Faktoren gering halten wollten, um möglichst nur die Wirkung des Medikaments zu erfassen.

Die Ergebnisse der Untersuchung weisen aus, daß Myrtol standardisiert als pflanzliches Sekretolytikum wirkt und einen deutlichen Einfluß auf den Mukoziliarapparat besitzt.

Die Schwierigkeit der pharmakologischen Bewertung von Mukolytika und Sekretolytika besteht im Fehlen eines geeigneten experimentellen, pharmakologischen Modells, welches die humanpathologische Situation imitiert. So fehlt auch die Standardisierung der bei verschiedenen Tierspezies beschriebenen und in unterschiedlichen Techniken durchgeführten Untersuchungen [6]. Die vorgestellte Untersuchungsmethodik zum Nachweis der mukoziliären Clearance ist reproduzierbar und der technische und zeitliche Aufwand relativ gering. Damit erscheint diese Methode geeignet, als standardisiertes Verfahren zur Prüfung medikamentöser Einflüsse auf den Mukoziliarapparat *in vivo* eingesetzt zu werden. Auch die Bewertung physiologischer Mechanismen unter pathologischen Zuständen der Nasennebenhöhlen ist möglich. Damit können den bestehenden Erkenntnissen zu den verschiedenen Arzneimittelgruppen der Klasse der Sekretolytika, Sekretomotorika und Mukolytika wesentliche Aussagen zur Wirksamkeit hinzugefügt werden.

Die Wahl eines Sekretolytikums aus der Gruppe der ätherischen Öle für diese Untersuchung gründet sich aus der eigenen positiven klinischen Erfahrung und verschiedenen klinischen Erfahrungsberichten mit dem verwendeten Arzneimittel [19]. Für die ätherischen Öle werden neben dem experimentell nachgewiesenen sekretolytischen und mukolytischen Effekt [6] auch sekretomotorische Wirkungen beschrieben. Nebenwirkungen sind bei der Anwendung ätherischer Öle bei der Behandlung der gestörten mukoziliären Clearance in den Nasennebenhöhlen oder im Tracheobronchialsystem nicht beobachtet worden.

Breitere klinische Anwendung neben den ätherischen Ölen haben Ambroxol bzw. Bromhexin und das N-Azetylzystein erlangt. Während beim Ambroxol mit Wirkmechanismus in der sezernierenden Zelle keine Nebenwirkungen bekannt sind [46], sind für das ausschließlich am Sekret wirksamen N-Azetylzystein Auswirkungen auf die Zilienvitalität und damit -motilität bekannt [24]. Auch die Inaktivierung von Tetrazyklinen durch ein gesteigertes Kalziumbindungsvermögen, die Inaktivierung von SH-Gruppen enthaltende Immunglobuline und gastrointestinale Sensationen nach oraler Gabe wurden angegeben [44]. Trotz der nachgewiesenen Wirkungen beider Substanzen zeigen klinische Studien bei der Behandlung chronischer Bronchitiden in der Bewertung der Sputumqualität, der mukoziliären Clearance und der Lungenfunktionsparameter widersprüchliche Ergebnisse zur Wirksamkeit [21, 37]. Für die genannten Substanzen konnten außerdem die Indikationen „akute und chronische Sinusitis" nicht durch geeignetes wissenschaftliches Erkenntnismaterial belegt werden, was sich in den Monographien des Bundesgesundheitsamts bzw. einer Bekanntmachung zu Azetylzystein niederschlägt.

Für die Wertung der therapeutischen Effektivität der zur Verfügung stehenden Substanzen sollte stets berücksichtigt werden, daß diese Mittel bei den indizierten Krankheitsbildern in der Regel nur als begleitende Therapiemaßnahme und nicht als Kausal- oder Monotherapie in Betracht kommen. Durch begleitende physikalische Maßnahmen lassen sich die Rahmenbedingungen für den sinnvollen Einsatz dieser Substanzen schaffen.

## Literatur


1. Albegger KW, Aldrian A (1979) Zur Morphologie des Sekretes und der Sekretolyse. In: Herzog H, Nolte D, Schmidt OP (Hrsg) Obstruktive Atemwegserkrankungen. Witzstrock, Baden-Baden, S 181–190
2. Ballenger JJ, Orr MF (1963) Quantitative measurement of ciliary activity. Ann Otol Rhinol Laryngol 72: 31–34
3. Behrbohm H, Sydow K, Härtig W (1991) Experimentelle Untersuchungen zur Physiologie der Nasennebenhöhlen. HNO 39: 168–172
4. Behrbohm H, Sydow K (1991) Nuklearmedizinische Untersuchungen zum Reparationsverhalten der Kieferhöhlenschleimhaut nach FES. HNO 39: 173–176
5. Behrbohm H, Vogt K, Sydow K (1988) Der gegenwärtige Stand der Funktionsdiagnostik der Nasennebenhöhlen. HNO Prax 13: 279–294
6. Braga PC (1991) Mucus pharmacology. Respiration 58 [Suppl 1]: 47–51
7. Breuninger H (1964) Über das physikalisch-chemische Verhalten des Nasenschleims. Arch Ohren Nasen Kehlkopfheilkd 184: 133–138
8. Dalhamn T (1956) Mucous flow and ciliary activity in the trachea of healthy rats and rats exposed to respiratory irritant gases. Acta Physiol Scand 36 [Suppl]: 123

9. Draf W (1982) Die chirurgische Behandlung entzündlicher Erkrankungen der Nasennebenhöhlen. Indikationen, Operationsverfahren, Gefahren, Fehler und Komplikationen. Revisionschirurgie. Arch Otorhinolaryngol 235: 133–305

10. Dulfano MJ, Adler KB (1975) Physical properties of sputum. VII Rheologic properties and mucolciliary transport. Am Rev Respir Dis 34: 341–348

11. Gammert C, Felix H, Weihe WH (1988) The influence of climatic factors on the nasal mucosa of rats. Rhinology 26: 41–49

12. Herberhold C (1982) Physiologie und Pathophysiologie der Nasennebenhöhlen. Arch Otorhinolaryngol 253: 1–40

13. Hilding AC (1932) The physiology of drainage of nasal mucus. III. Experimental work on the accessory sinuses. Am J Physiol 100: 664–670

14. Hosemann W, Göde U, Länger F, Wigand ME (1991) Experimentelle Untersuchungen zur Wundheilung in den Nasennebenhöhlen. II. Spontaner Wundverschluß und medikamentöse Effekte im standardisierten Wundmodell. HNO 39: 48–54

15. Iravani J (1972) Wirkung eines Bronchosekretolytikums auf die tracheobronchiale Reinigung. Arzneimittelforschung 22: 1744–1746

16. Iravani J, Melville GN (1974) Mucociliary function of the respiratory tract as influenced by drugs. Respiration 31: 350–357

17. Kellner G (1973) Normalzustand und Entzündung in der Nasenschleimhaut. Monatsschr Ohrenheilkd 107: 475–490

18. Kellner G, Majer EH (1972) Aufnahme- und Ausscheidungsvorgänge im Bereich der Schleimhäute der oberen Luftwege. Monatsschr Ohrenheilkd 106: 364–373

19. Laszig R, Hesse G, Lütgebrune T (1986) Die Behandlung der akuten Sinusitis mit Sekretolytika. Zeitschr Allg Med 65: 19–21

20. Levine HL, May M (1993) Endoscopic sinus surgery. Thieme Medical, New York

21. Lorenz J, Ferlinz R (1985) Expectorantien: Pathophysiologie und Therapie der Mukostase. Arzneimitteltherapie 3: 22–27

22. Low PM, Dulfano MJ, Luk CK, Finch PJ (1985) Effect of N-acetylcysteine on the ciliary beat frequency of human bronchial explants. Ann Allergy 54: 273–275

23. Lucas AM (1931) Direction of ciliary movement in the nasal cavity of Macacus rhesus. Trans Am Laryngol Rhinol Otol Soc 7: 172–176

24. Lucas AM, Douglas LC (1934) Principles underlying ciliary activity in the respiratory tract. II: A comparisation of nasal clearance in man, monkey and other mammals. Arch Otolaryngol 20: 518–541

25. Mann W (1978) Viskosimetrie des Nebenhöhlensekrets. Laryngol Rhinol Otol 57: 390–394

26. Melon J (1968) Activité sécrétaire de la muquese nasale. Acta Otorhinolaryngol Belg 22: 11–244

27. Melville GN, Ismail S, Sealy C (1980) Tracheobronchial function in health and disease. Respiration 40: 329–336

28. Mercke U (1974) The influence of temperature on the mucociliary activity. Acta Otolaryngol 78: 253 – 258
29. Mercke U, Hakansson CH, Toremalm NG (1974) A method for standardized studies of mucociliary activity. Acta Otolaryngol 78: 118 – 123
30. Messerklinger W (1956) Flimmerepithel der Luftwege und vegetatives Nervensystem. Z Laryngol Rhinol Otol 35: 3 – 27
31. Messerklinger W (1966) Über die Drainage der menschlichen Nasennebenhöhlen unter normalen und pathologischen Bedingungen. 1. Mitt. Monatsschr Ohrenheilkd 100: 56 – 68
32. Messerklinger W (1968) Über den Einfluß der Gleichenberger Quellen und ihrer Konzentrate auf die Funktion der überlebenden menschlichen Nasen- und Nasennebenhöhlenschleimhaut. Arch Klin Exp Ohren-Nasen-Kehlkopfheilkd 190: 407 – 414
33. Messerklinger W (1969) Die normalen Sekretwege in der Nase des Menschen. Arch Klin Exp Ohren-Nasen-Kehlkopfheilkd 195: 138 – 151
34. Messerklinger W (1979) Das Infundibulum ethmoidale und seine Erkrankungen. Arch Otorhinolaryngol 222: 11 – 22
35. Messerklinger W (1973) Über den Recessus frontalis und seine Klinik. Larnygol Rhinol Otol 61: 217 – 223
36. Messerklinger W (1987) Die Rolle der lateralen Nasenwand in der Pathogenese, Diagnose und Therapie der rezidivierenden und chronischen Rhinosinusitis. Laryngol Rhinol Otol 66: 293 – 299
37. Nagy G (1984) Theory and practice of the use of expectorants reviewed from clinical aspects. Ther Hung 32: 6 – 12
38. Naumann HH (1977) Kurze Pathophysiologie der Nase und ihrer Nebenhöhlen. In: Berendes J, Link R, Zöllner F (Hrsg) Hals-Nasen-Ohrenheilkunde in Praxis und Klinik. Bd 1. Thieme, Stuttgart, S. 10.1 – 16.55
39. Proctor DF (1982) The mucociliary system. In: Proctor DF, Andersen I (eds) The nose – upper airway physiology and the athmospheric environment. Elsevier Biomedical, Amsterdam, pp 245 – 278
40. Quevanvillier A, Garcet S, Huyen Vu Ngoc: Pharmakodynamik und Wirkungsmechanismus einer neuen Mukoregulanz: S-10-Carboxy-Methyl-Cystein. Therapiewoche 26: 8244 – 8255
41. Renovanz HD, Keck J (1979) Expektoration und Expektorantien. Prax Pneumol 33: 761 – 778
42. Rice DH, Schaefer SD (1993) Endoscopic paranasal sinus surgery. Raven, New York
43. Saida S (1986) Ciliary activity of nasal and maxillary epithelia in man. Mia Med J 34: 9 – 18
44. Schlegel J, Ferlinz R (1989) Was ist gesichert in der Therapie mit Expektoranzien? Internist 30: 805 – 809

45. Schmidt M (1988) Verbesserung der mukoziliären Clearance bei Patienten mit chronisch-obstruktiver Atemwegserkrankung. Therapiewoche 38: 24–29
46. Schöpp W (1981) Langzeitbehandlung der chronischen Bronchitis mit Ambroxol. Z Allgemeinmed 57: 1778–1785
47. Sleigh MA (1969) Coordination of the rhythm of beat of some ciliary systems. Int Rev Cytol 25: 31–54
48. Stammberger H (1985) Unsere endoskopische Operationstechnik der lateralen Nasenwand – ein endoskopisch-chirurgisches Konzept zur Behandlung entzündlicher Nasennebenhöhlenerkrankungen. Laryngol Rhinol Otol 64: 559–566
49. Stammberger H (1991) Functional endoscopic sinus surgery. Decker, Philadelphia
50. Stammberger H (1993) Komplikationen entzündlicher Nasennebenhöhlenerkrankungen einschließlich iatrogen bedingter Komplikationen. Eur Arch Otorhinolaryngol [Suppl] 1: 61–102
51. Streckenbach B (1984) Radionukliduntersuchungen zum Gasaustausch, zur mukoziliären Clearance und zur Aerosoldeposition in den Nasennebenhöhlen. Dissertation B, Universität Greifswald
52. Streckenbach B, Zippel R, Breitsprecher Ch, Kirsch G, Pink V, Langhans G (1980) Nuklearmedizinische Funktionsdiagnostik der Nasennebenhöhlen. XVII. Nuklearmedizinisches Symposion, Rheinhardsbrunn 1980, Schriftenreihe Wiss. Tagungen in der DDR: 378–380
53. Toremalm NG (1983) The mucociliary apparatus. Rhinology 21: 197–202
54. Toremalm NG (1984) Mucociliary function in chronic infections. Rhinology 22: 111–115
55. Tos M (1982) Goblet cells and glands in the nose and paranasal sinuses. In: Proctor DF, Andersen I (eds) The nose – Upper airway physiology and the athmospheric environment. Elsevier Biomedical, Amsterdam, pp 99–144
56. Tos M (1984) Mucus production in the infected nose and paranasal sinuses. Rhinology 22: 109–113
57. Wigand ME (1981) Transnasale, endoskopische Chirugie der Nasennebenhöhlen bei chronischer Sinusitis. I. Ein biomechanisches Konzept der Schleimhautchirurgie. HNO 29: 215–221
58. Wigand ME (1989) Endoskopische Chirurgie der Nasennebenhöhlen und der vorderen Schädelbasis. Thieme, Stuttgart
59. Wilde W (1973) Aerosol – Wirkung des ätherischen Öls Myrtol. Ärztl Praxis XXV 72: 3101–3103
60. Yates AL (1924) Methods of estimating the activity of the ciliary epithelium within the sinuses. J Laryngol 39: 554–559
61. Yoneda K (1976) Mucous blanket of rat bronchus. Am Rev Respir Dis 114: 887–892

# Diskussion zum Vortrag von Herrn Priv.-Doz. Behrbohm

**Frage von Herrn Prof. Federspil:** Welche Substanzmenge haben Sie appliziert, und wie war der Patient fixiert? Wie lag er da? Weil man ja sagt, wenn man große Mengen in die Kieferhöhle appliziert, ist die mukoziliäre Clearance unterbunden.

**Antwort von Herrn Priv.-Doz. Behrbohm:** Wir haben 0,5 ml verwendet, um die Flüssigkeitsmenge möglichst gering zu halten. Der Patient war, wie bei einer normalen, nicht mehr so üblichen, aber doch noch praktizierten Kieferhöhlenspülung in sitzender Position ohne Fixierung des Kopfes plaziert.

**Frage von Herrn Dr. Lenders:** Wir wissen ja alle, daß, wenn ein entsprechender Reiz an die Nase kommt, es entsprechende Reaktionsantworten gibt, und diese spitze Spülung stelle ich mir doch irgendwie schmerzhaft vor. Ich würde gern erfahren, ob Sie die Patienten vorher anästhesiert haben?

**Antwort von Herrn Priv.-Doz. Behrbohm:** Es wurde ein Watteträger ganz gezielt eingebracht, und danach erfolgte nicht die Spülung, sondern lediglich die Punktion im Bereich des unteren Nasengangs. Das ist sicher nicht so ganz angenehm, aber ausgedehnte Verschwellungen konnten wir nicht beobachten. Wir haben auch vermieden, daß die Nase austamponiert und Wattebäusche appliziert wurden, was zu einer derartigen Verschwellung geführt hätte.

# Pharmakodynamische Nachweismethoden zur Wirkung von ätherischen Ölen am oberen Respirationstrakt

Heinrich Lenders

In einer Pilotstudie untersuchten wir die mukoziliäre Clearance der Kieferhöhlenschleimhaut durch $^{99m}$Tc-Kolloidapplikation in den Recessus alveolaris der Kieferhöhle und folgender Gammaszintigraphie. Diese Methode wurde erstmals von Behrbohm et al. [1, 2] erfolgreich eingesetzt, um die verbesserte Clearancefunktion nach FES ("functional endonasal sinus surgery") zu dokumentieren. Sechs bis 18 Monate nach chirurgischer Drainage der Kieferhöhlen fanden Behrbohm et al. [1, 2] bei Patienten mit Sinusitis eine signifikante Verbesserung bzw. Normalisierung der Clearance. In Abwandlung der von Behrbohm benutzten Methode (scharfe Punktion des Sinus maxillaris über die faziale Kieferhöhlenwand) applizierten wir das $^{99m}$Tc-Kolloid durch ein flexibles Endoskop über den mittleren Nasengang durch das operativ erweiterte Ostium naturale der Kieferhöhle, die FES lag mindestens 3 Monate zurück. Zusätzlich zur mukoziliären Clearance der Kieferhöhlenschleimhaut untersuchten wir in dieser Pilotstudie die folgenden Parameter: ziliäre Schlagfrequenz, mukoziliäre Transportzeit, Nasenzytologie, nasaler Widerstand, nasale Querschnitte und Volumina [3–6] sowie die subjektiven Angaben zur Nasenatmungsbehinderung, nasaler Hypersekretion, Trockenheitsgefühl und nasale Krustenbildung.

## Material und Methode

Die Pilotstudie wurde als doppeltblindes, plazebokontrolliertes, randomisiertes "two-way crossover" Design an 12 Probanden ausgeführt. Die 12 Probanden hatten alle eine mehrjährige Anamnese einer chronischen

Sinusitis und FES, wobei die Operation mindestens 3 Monate vor Studienbeginn durchgeführt worden war. Drei Wochen vor Studienbeginn wurden die anamnestischen Daten aktualisiert und durch die Nasenendoskopie im unbehandelten Zustand die berührungsfreie Endoskopie eines Sinus maxillaris mit dem 2,2 mm flexiblen Endoskop als Einschlußkriterium bestätigt. Rezidivpolyposis im mittleren Nasengang oder in der Kieferhöhle sowie endoskopisch sichtbare Narbenbildung in der Kieferhöhle galt als Ausschlußkriterium, die Probanden waren Nichtraucher und litten nicht unter Asthma bronchiale. Medikationen mit bekannter Wirkung auf das mukoziliäre System galten als Ausschlußkriterium. Nach Erfüllen aller Kriterien, insbesondere der Diagnose chronischer Sinusitis, und aus dieser Indikation FES eigneten sich lediglich 12 von 168 untersuchten Probanden für die berührungsfreie Endoskopie eines Sinus maxillaris im unbehandelten Zustand. Proband Nr. 8 brach die Studie vor der ersten Medikamenteneinnahme selbständig wegen einer Migräneattacke ab. Elf der 12 Probanden beendeten die Studie gemäß Studienprotokoll. Die Probanden erhielten entweder 300 mg Myrtol standardisiert oder Plazebo für 14 Tage mit einer "Wash-out"-Phase von 14 Tagen zwischen Phase 1 und 2. Medikamenteneinnahme. Nebenwirkungen wurden in einem Tagebuch dokumentiert.

$^{99m}$Tc-markiertes Kolloid (0,1 µm – 0,2 µm) wurde benützt. Mittels vorgeflutetem flexiblem Endoskop (Außendurchmesser 2,2 mm) wurden 50 µl (2 Tropfen) unter Sicht in den Recessus alveolaris der Kieferhöhle in sitzender Position vor der Gamma-Kamera appliziert.

### Gammakameraszintigraphie

Für die Gammaszintigraphie benützten wir eine Toshiba Digital Gammacamera GCA-901 A/SA mit SPECT-Collimator. Die Szintigraphie wurde sitzend in frontaler Projektion über 40 min (ein frame pro min) durchgeführt. Bezogen auf das erste Bild jedes einzelnen Probanden wurde die Region der höchsten Aktivität als "region of interest" festgelegt und für die Auswertung der folgenden Bilder benützt.

## Saccharintest

Zur Bestimmung der mukoziliären Transportzeit wird Saccharinlösung (ein Tropfen) auf den Kopf der Concha inferior aufgetropft und die Zeit bis zur Empfindung „süß" registriert.

## Nasenzytologie und ziliäre Schlagfrequenz

Nach Beendigung der Gammaszintigraphie wurden kontralateral mittels Kurette Schleimhautproben vom hinteren Drittel des Nasenbodens entnommen. Objektträger und Untersuchungsgerät waren auf 37 °C temperiert. Sofort nach Probengewinnung erfolgte videotechnisch die Dokumentation der ziliären Schlagfrequenz unter dem Phasenkontrastmikroskop. Zehn Gesichtsfelder mit 10 Zellen wurden ausgewertet. Am gefärbten Präparat wurden ebenfalls 15 Gesichtsfelder zur zytologischen Auswertung photographiert.

## Aktive anteriore Rhinomanometrie

Die Rhinomanometrie wurde vor Applikation des $^{99m}$Tc-Kolloids im unbehandelten Zustand und am Ende der Probengewinnung 10 min nach Abschwellen mit 0,1 % Xylometazolinsprays durchgeführt. Die Durchführung erfolgte gemäß den Richtlinien der Standardisierungskommission ICSR 1985. Wir benutzten hierzu das Rhinomanometer Rhinotest µP, zugrundegelegt wurden die Mittelwerte aus 5 aufeinanderfolgenden Einzelmessungen. Berechnet wurden die Mittelwerte des Flows bei 150 Pa der Gesamtnase aus der Differenz zwischen unbehandeltem und abgeschwollenem Zustand. Die akustische Rhinometrie wurde am gleichen Meßplatz jeweils unmittelbar vor der rhinomanometrischen Messung (unbehandelt und abgeschwollen) durchgeführt. Hierzu benützten wir ein Rhinoklack R1000 der Fa. Stimotron. Die akustische Rhinometrie liefert nasale Querschnitte als Abstandsfunktion vom Naseneingang. Im Gegensatz zur Rhinomanometrie kann die akustische Rhinometrie auch Schwellzustandsänderungen erfassen, die sich nicht nur im "most resistive segment" widerspiegeln [4, 6]. Durch Volumenberechnung über definierte Distanzbereiche lassen sich die Schleimhautzustandsänderungen direkt als Volumen ausdrücken [6]. Berechnet wurden die Schwellzustandsänderungen der Gesamtnase von 1 cm ab Naseneingang bis zu einer Tiefe von 5 cm.

V(isual) A(analog) S(cale) – Nasenatmungsbehinderung, Hypersekretion, Trockenheitsgefühl, Krustenbildung
Visuelle Analogskalen von 100 mm wurden vor Beginn und nach Ende jeder Behandlungsphase von den Probanden ausgefüllt.

## Ergebnisse

### Gammaszintigraphie
Unter Myrtol standardisiert verbessert sich die mittlere Clearanceleistung bei 20 min um 4,6 % gegenüber Plazebo um 1,3 %.

### Saccharintest
Unter der Wirkung von Myrtol standardisiert verkürzt sich die mittlere Transportzeit um 0,4 min, unter Plazebo verlängert sich die mittlere Transportzeit um 8,5 min.

### Ziliäre Schlagfrequenz
Die mittlere ziliäre Schlagfrequenz steigt unter Myrtol standardisiert um 0,42 Hz, unter Plazebo um 0,24 Hz.

### Aktive anteriore Rhinomanometrie
Die Differenz der Flowwerte bei 150 Pa zwischen unbehandeltem und abgeschwollenem Zustand spiegelt die Schwellzustandsänderung der Nasenschleimhaut wider. Wiederholte Meßreihen zu den gleichen Tageszeitpunkten an verschiedenen Tagen erlauben eine Aussage über verschiedene Schwellzustände der nasalen Mukosa. Die Mittelwerte der Differenzen zwischen unbehandeltem und abgeschwollenem Zustand bedeuten für die Behandlung mit Myrtol standardisiert eine Verbesserung um 82 ml/s bei 150 Pa und unter Plazebo eine Verschlechterung von 126,2 ml/s bei 150 Pa.

### Akustische Rhinometrie
Der Mittelwert der Differenzen zwischen unbehandeltem und abgeschwollenem Zustand zeigt für die Gesamtnase unter Myrtol standardi-

siert eine verringerte Mukosaschwellung von 1,1 ml gegenüber einer ausgeprägten Mukosaschwellung unter Plazebo von 3,1 ml.

## VAS

### Nasenatmungsbehinderung
Die Mittelwerte zeigen unter der Behandlung mit Myrtol standardisiert in der Empfindlichkeitsskalierung eine Reduzierung der Empfindung von 0,1 mm, unter Plazebo von 9,3 mm.

### Nasale Hypersekretion
Die Mittelwerte zeigen unter der Behandlung mit Myrtol standardisiert eine Verbesserung der Empfindung von 2,0 mm, unter Plazebo eine Verschlechterung der Empfindung von 4,3 mm.

### Trockenheitsgefühl
Die Mittelwerte zeigen unter der Behandlung mit Myrtol standardisiert eine Verbesserung der Empfindung von 11,0 mm, unter Plazebo eine Verschlechterung der Empfindung von 6,1 mm.

### Krustenbildung, nasal
Die Mittelwerte zeigen unter der Behandlung mit Myrtol standardisiert eine Verbesserung der Empfindung von 20,5 mm, unter Plazebo eine Verschlechterung der Empfindung von 1,3 mm.

## Diskussion

Die Nase reagiert auf endogene wie exogene Reize sehr schnell und mit sehr unterschiedlichen Reizantworten wie z. B. Hypersekretion, Nasenatmungsbehinderung oder freier werdender Nasenatmung. Deshalb erscheint uns die Applikation des $^{99m}$Tc-Kolloids durch scharfe Punktion der fazialen Kieferhöhlenwand als zu starker Reiz auf Nase und Nasennebenhöhlensystem, um im Gefolge dieses Reizes eine Clearancemessung an der Nasennebenhöhlenschleimhaut durchzuführen. Idealerweise sollte die Menge der Markierungssubstanz sehr gering sein und ohne Setzen eines Reizes appliziert werden. Aus diesem Grund haben wir das $^{99m}$Tc-Kolloid (50 µl) durch ein flexibles Endoskop über ein supraturbinales Fenster berührungslos in die Kieferhöhle appliziert.

Die Auswertung der Daten zur Gammaszintigraphie 20 min nach Applikation zeigt 2 Wochen nach Verumbehandlung bei den Probanden mit chronischer Sinusitis eine Verbesserung der Clearanceleistung von 4,6 %. Für Plazebo ergibt sich ebenfalls eine Verbesserung von 1,3 %. Unter dem Aspekt von mehr als 1000 % inter- und intraindividueller Abweichungen zwischen den einzelnen Meßreihen relativieren sich die oben genannten Ergebnisse (4,6 % bzw. 1,3 %). Die gewonnenen Daten können durch den Zustand der Mukosa der selektierten Patienten gut erklärt werden. Anamnestisch hatten alle Probanden eine chronische Rhinosinusitis mit mindestens einer FES, bei allen Probanden waren hierbei auch Polypen aus den Kieferhöhlen operativ entfernt worden. Defektheilungen der Kieferhöhlenschleimhaut können die sehr unterschiedliche Clearanceleistung interindividuell wie auch intraindividuell bei Applikation an geringfügig anderem Ort innerhalb des Recessus alveolaris durch Narbenbrücken in der Schleimhaut erklären.

Die Daten können zum einen als Hinweis auf die bekannten postoperativen Defektheilungen der Kieferhöhlenschleimhaut als Transporthindernisse des mukoziliären Stroms gewertet werden. Andererseits erscheint anhand der gewonnenen Daten die Szintigraphie mit $^{99m}$Tc-Kolloid in der angewendeten Form ungeeignet zu sein, um bei Patienten mit chronischer Rhinosinusitis und FES pharmakodynamische Effekte auf das mukoziliäre System der Kieferhöhle zu untersuchen.

Die mukoziliäre Transportzeit mit dem Saccharintest gemessen, zeigt eine Verbesserung von 0,3 min nach Verumgabe und eine Verschlechterung von 8,5 min nach Plazebogabe.

Die ziliäre Schlagfrequenz erfährt unter Behandlung von Myrtol standardisiert eine Beschleunigung um 0,42 Hz und unter Plazebogabe von 0,24 Hz. Insofern ergibt sich ein Hinweis für einen günstigen Effekt der Verumbehandlung auf den mukoziliären Transportapparat.

Die Daten der nasalen Widerstandsmessungen zeigen eine Schwellzustandsabnahme im "most resistive segment" durch verminderte Schwellung des Kopfes der Concha inferior nach Myrtol-standardisiert-Behandlung (−82 ml/s bei 150 Pa) sowie eine vermehrte Schwellung nach Plazebobehandlung (+167 ml/s bei 150 Pa). Variabilität und interindividuelle Schwankungen relativieren die Daten.

Das subjektive Gefühl der nasalen Hypersekretion zeigt eine Verbesserung (2 mm bei 100 mm VAS) unter Gabe von Myrtol standardisiert und eine leichte Verschlechterung unter Plazebogabe. Das Gefühl der trockenen Nase ist nach Myrtol-standardisiert-Gabe verbessert (12 mm bei 100 mm VAS) und unter Plazebogabe verschlechtert (21 mm bei 100 mm VAS). Die nasale Krustenbildung ist nach Applikation von Myrtol standardisiert verbessert (21 mm bei 100 mm VAS) und nach Plazeboapplikation nahezu unverändert (1,3 mm bei 100 mm VAS).

Zusammengefaßt zeigen die meisten objektiven Parameter eine Verbesserung nach der Behandlung mit Myrtol standardisiert. In einem größeren Kollektiv sollte die Wirkung von Myrtol standardisiert auf die ziliäre Schlagfrequenz als einem wichtigen Parameter des mukoziliären Transportsystem bestätigt werden. Die subjektiven Angaben der Probanden zur trockenen Nase bzw. zur Bildung von Krusten in der Nase bestätigen die klinisch bekannten positiven Wirkeffekte des Myrtol standardisiert. Aufgrund der vorliegenden Daten können der Bestimmung der nasalen Querschnitte, der mukoziliären Schlagfrequenz und den subjektiven Angaben zur Trockenheit der Nase und Bildung von Krusten das beste Diskriminationsvermögen in einer Studie mit größerer Fallzahl zugeschrieben werden. Die Gammaszintigraphie mit $^{99m}$Tc-Kolloid in der angewendeten Form scheint ungeeignet zu sein, um bei Patienten mit chronischer Rhinosinusitis und FES pharmakodynamische Effekte auf das mukoziliäre System der Kieferhöhle zu untersuchen.

## Literatur

1. Behrbohm H, Sydow K, Härtig W (1991) Experimentelle Untersuchungen zur Physiologie der Nasennebenhöhlen. HNO 39: 168–172
2. Behrbohm H, Sydow K (1991) Nuklearmedizinische Untersuchungen zum Reparationsverhalten der Kieferhöhlenschleimhaut nach FES. HNO 39: 173–176
3. Lenders H, Pirsig W (1990) Wie ist die hyperreflektorische Rhinopathie chirurgisch zu beeinflussen? Teil II: Akustische Rhinometrie und anteriore Turbinoplastik. Laryngol Rhinol Otol (Stuttg) 69: 291–297
4. Lenders H, Pirsig W (1990) Diagnostic value of acoustic rhinometry: patients with allergic and vasomotor rhinitis compared with normal controls. Rhinology 28: 5–16
5. Lenders H (1990) Neue Meßmethoden in der Bewertung nasaler Entzündungsreaktionen. In: Ganz H, Grill E (Hrsg) Lokaltherapie von Luftwegsinfektionen. Thieme, Stuttgart New York, S 46–54
6. Lenders H (1993) Akustische Rhinometrie: Eine Analyse der Meßmethode und ihrer klinischen Anwendung. Habilitationsschrift, Universität Ulm

## Diskussion zum Vortrag von Herrn Dr. Lenders

**Frage:** In dem ersten Vortrag haben wir von der „Klimaanlage Nase" gehört. Ich finde, dazu sollten Sie noch ein paar Worte sagen. Ich erinnere mich an einen Vortrag vom Anfag dieses Jahres, da wurde sinngemäß gesagt, wenn man alle Funktionen der „Klimaanlage Nase" technisch reproduzieren würde, brauchte man mit der heutigen Technik eine Klimaanlage, die die Größe eines Wohnzimmers hätte.

**Antwort von Herrn Priv.-Doz. Lenders:** Im ersten Dia wurde dargestellt, daß die Nase neben ihrer Geruchsfunktion die Atemluft befeuchtet, erwärmt und Partikel filtriert. Bei forcierter Atmung werden so 60 bis 70 Liter Luft pro Minute durch die Nase ventiliert. Im Regelfall werden im Bereich des Nasenrachenraumes Temperaturen von 37 °C und Luftfeuchtigkeitswerte vom 90–100% relativer Luftfeuchtigkeit erreicht. Würden wir versuchen, dieses heute apparatetechnisch zu realisieren, hätten wir in der Tat einen enormen Gerätepark. Wenn wir die Funktionsdiagnostik der Nase im klinischen Alltag analysieren, stellen wir fest, daß wir neben der Rhinoscopia anterior eine Rhinoscopia posterior sowie eine Endoskopie durchführen, weiterhin Allergietests durchführen und gelegentlich eine Zytologie der Nasenschleimhaut vornehmen. Rhinomanometrie oder akustische Rhinoscopia gehören längst nicht überall zum Repertoir der nasalen Funktionsdiagnostik. Somit sind die diagnostischen Möglichkeiten, bezogen auf die wirkliche Klimatisierung der Nase doch deutlich eingeschränkt. Die übrigen Leistungen, wie die Befeuchtung der Atemluft sowie die Partikelfiltration sind meßtechnisch derzeit in der Klinik nicht zu erfassen. Dies bedeutet, daß Probleme wie Rhinopharyngitis sicca oder Laryngitis chronica letzten Endes gar nicht von uns näher analysiert werden können. Hier ist ein erheblicher Forschungsbedarf vorhanden, der letztendlich in einer Methode münden sollte, mit der wir auch in der klinischen Routine und in der Praxis Diagnostik und Therapiekontrolle durchführen können.

**Frage:** Sie hatten noch einige Unterschiede gemacht bei den Fenstern im unteren und oberen Nasengang. Gibt es da Unterschiede beim Transport des Technetium zwischen den unterschiedlichen Patientengruppen?

**Antwort von Herrn Priv.-Doz. Lenders:** Der eine, von uns im Dia gezeigte Patient mit einem Fenster zum unteren Nasengang, gehört zu den Probanden, bei denen ein Transport über die Barriere im Bereich des Nasenbodens in den Nasenrachenraum zustandekommt. Bei den übrigen Patienten unseres Kollektivs hatten wir den Eindruck, daß solche mit einem Fenster zum unteren Nasengang kürzere Eliminationszeiten aufweisen, gegenüber Patienten mit einem supraturbinalen Fenster. Ich möchte hieraus jedoch nicht den Schluß ableiten, daß Patienten mit einem infraturbinalen Fenster bezüglich des mukoziliaren Transports in der Kieferhöhle günstigere Verhältnisse aufweisen, als solche Patienten mit einem supraturbinalen Fenster im Bereich der Ostium naturale. Hierzu möchte ich auf die Ausführungen von Herrn Behrbohm verweisen.

**Antwort von Herrn Priv.-Doz. Behrbohm:** Wir wissen, daß sich der mukoziliäre Transport auf bestimmten Bahnen vollzieht und daß die Sekretwege die infraturbinalen Fenster einfach aussparen. Wir haben das in eigenen Untersuchungen bestätigen können. Wir fanden zwar ein Überlaufen von Sekret aus infraturbinalen Fenstern, wie bei einem übervollen Wassereimer, aber keinen aktiven mukoziliären Transport. Insofern können sie die Ventilation einer Kieferhöhle zwar verbessern, jedoch nicht dazu beitragen, die physiologischen Sekretwege zu restituieren.

**Einwand des Fragenden:** Wobei man natürlich hierüber heftig diskutieren kann. Wenn ich jemanden nach Caldwell-Luc operiert habe, dann ist ja die Frage, was er noch an funktionstüchtigen Epithelien in seiner Nase hat. Wenn ich da an verschiedene CTs denke, wo praktisch die Wandungen verzogen sind durch die Narbenstruktur, die als Block dort drinnen sitzt. Selbst bei günstigen operativen Bedingungen besteht die Frage, was an funktionstüchtiger Mukosa überhaupt da ist, die sich an dem System der mukoziliären Clearance beteiligen kann.

**Antwort von Herrn Priv.-Doz. Behrbohm:** Die Kieferhöhlenradikaloperation hat ja das Ziel, die gesamte Schleimhaut aus dem Cavum maxillae zu entfernen. Über zur Nase angelegte Fenster epithelisiert die meist hochgradig deformierte und geschrumpfte Resthöhlen neu. Die „neue" epitheliale Auskleidung ist biologisch kaum widerstandsfähiger als die bei der Operation entfernte Mukosa.
Einige Untersuchungen haben gezeigt, daß unsere Bemühungen schon dahin gehen sollten, auch voroperierte Nasennebenhöhlen sicher zur Nase zu drainieren. Auch bei radikal voroperierten Kieferhöhlen kann die Sanierung des vorderen Siebbeins zu einer Normalisierung der Schleimhautfunktion beitragen.

**Herr Prof. Mees:** Dieses Thema ist bereits auf zahlreichen Fachkongressen diskutiert worden. Wir wissen im Prinzip, daß man mit jedem Fenster, das man im unteren Nasengang macht, einen Fehler der Natur korrigieren möchte, die den Abfluß der Kieferhöhle an den höchsten Punkt gelegt hat. Es wäre doch wesentlich günstiger, die Drainage am tiefsten Punkt anzulegen, dann kann z.B auch ein Exsudat gut ablaufen. Das tut es auch, aber der Mukoziliarapparat ignoriert dieses Fenster. Der Flimmerstrom transportiert alle deponierten Partikel zu dem natürlichen Ostium, und da beginnt die Entzündung erneut, obwohl nebenan ein großes Fenster existiert. Das ist eben die paradoxe Situation. Deswegen hat man diese Fensterungen im unteren Nasengang heute weitgehend verlassen und macht die Fenster dort in der Regel nur noch aus operationstechnischen Gründen, wenn man die Kieferhöhle auf diese Weise besser erreichen will.

**Frage:** Herr Lenders, Sie fanden eine Streuung bei der Gammaszintigraphie. Haben Sie mal eine Korrelation überprüft zwischen den anderen Untersuchungen, z. B. beim Saccharintest? Ist da die Strömung parallel oder ist sie kontrovers?

**Antwort von Herrn Priv.-Doz. Lenders:** Es besteht kein direkter Zusammenhang, d.h., Gammaszintigraphie weicht von den anderen Messungen nicht weiter ab.

**Frage:** Herr Dr. Lenders, der Saccharintest war in seinen Ergebnissen doch sehr unterschiedlich. Würden Sie dennoch sagen, daß der Saccharintest weiterhin für die Definition des Mukoziliartransportes eine Bedeutung hat?

**Antwort von Herrn Priv.-Doz. Lenders:** Der Saccharintest hat sicherlich seinen Stellenwert. Man muß jedoch bei der Interpretation unserer Daten spezielle Versuchsordnungen berücksichtigen. Wir haben am sitzenden Patienten zunächst das Technicium appliziert und dann auf der Gegenseite die Saccharinlösung. Danach haben wir den sitzenden Patienten um seinen Körpermittelpunkt gedreht und gebeten, sein Kinn auf die Stütze der Meßapparatur ohne Veränderung der Horizontallage aufzulegen. Die Stütze der Meßapparatur befindet sich vor der Gamma-Kamera. Danach sollte der Patient durch den Mund atmen und durch Fußzeichen signalisieren, wann er die

Wahrnehmung süß im Mundbereich verspürt. Leider hat nicht jeder Proband, insbesondere bei verlängerter Transportzeit, diese Angaben präzise vorgenommen. Wir glauben, daß unsere Daten aus diesem Grunde deutlich stärker schwanken, als man es bei der Durchführung des alleinigen Saccharintestes erwarten könnte. Insofern kann man aus den Daten des Saccharintestes in unserem Versuchsaufbau nicht zwanghaft auf den Wert des Saccharintest überhaupt Rückschlüsse ziehen.

**Frage:** Das akzessorische Fenster, was funktionell ja auch bekannt ist, hat überhaupt gar keine Bedeutung, oder gibt es da evtl. Erfahrungen, daß es doch Bedeutung hat?

**Antwort von Herrn Priv.-Doz. Behrbohm:** Ja, den akzessorischen Ostien könnte in der Tat eine pathogenetische Rolle bei rezidivierenden Sinusitiden zukommen. Durch eine Sekretzirkulation zwischen dem physiologischen und dem akzessorischen Ostium wird ja, im Falle einer Rhinitis infiziertes Sekret in die Kieferhöhle transportiert. Es könnte sich also um eine sog. „akzessorische" rhinogene Genese für rezidivierende Kieferhöhlenentzündungen handeln.

**Frage:** Ich wollte noch eine Sache aufgreifen, weil wir jetzt gerade über die alte Technik der Radikaloperation sprechen. Im Gegensatz zu der modernen, der funktionerhaltenden Technik, müßte man doch eigentlich aufgrund der Radikaloperation, die ja zu einer echten Verhöhlung, also Ausschaltung führt, führen sollte oder geführt hat, Rückschlüsse über die Funktion ziehen können. Im anderen Part der Physiologie ist es ja auch so: Ich mache eine Ausschaltoperation und sehe dann zu, was im Körper passiert. Ohne Herz würde der Mensch einfach sterben, ohne Gehörknöchelchen hört er schlechter. Nur nach den Verhöhlungsoperationen, die nun nicht alle Therapieversager waren, ist mir nicht bekannt geworden, welche Funktionseinschränkungen dann übrigblieben. Ich denke nicht an irgendwelche Nervenschmerzen, die operationsbedingt waren, sondern an eine von Ihnen ja postulierte Funktion, die meiner Ansicht nach heute noch nicht klar beantwortet worden ist.

**Antwort von Herrn Priv.-Doz. Behrbohm:** Die Caldwell-Luc-Operation hat ja – und das ist auch der Grund dafür, daß man sie heute aufgegeben hat – abgesehen von ganz speziellen Indikationen, nicht dazu geführt, daß das chronisch-sinusitisch veränderte Epithel zur Ausheilung gebracht wird.

**Einwurf des Fragenden:** Das ist ja hier nicht das Ziel gewesen. Sinn der Radikaloperation ist es ja, daß die gesamte Schleimhaut entfernt wird.

**Antwort von Herrn Priv.-Doz. Behrbohm:** Nein, nein, Sie machen ja ein Fenster im unteren Nasengang, und über dieses Fenster epithelisiert sich die Höhle ja neu; muß sie ja.

**Frage von Herrn Priv.-Doz. Behrbohm an Herrn Priv.-Doz. Lenders:** Sie haben am Ende Ihres Vortrages referiert, daß die Sequenz-Szintigraphie nicht geeignet ist, die mukoziliäre Clearance jeweils postoperativ zu bewerten. Meinen Sie, daß die postoperativen Zustände der gefensterten Nasennebenhöhlen dazu ungeeignet sind, oder meinen Sie, daß die medikamentöse Behandlung sich in ihrer Auswirkung auf den Sekrettransport nicht empfindlich genug darstellen läßt?

**Antwort von Herrn Priv.-Doz. Lenders:** Wir könnten jetzt noch sehr viel weiter in die Tiefe gehen. Wir haben ein kleines Volumen von 50 µl appliziert, das sicherlich um eine 10er-Potenz oder etwas mehr hin und wieder abweicht. Meine Aussage war die: Ich glaube, daß das Verfahren, so wie wir es angewandt haben, aufgrund dieser Clearancebarriere nicht geeignet ist, d.h., das Problem, wenn ich solch eine Aussage über einen Patienten machen will, ist dieses, ich kann nicht nachweisen, daß sie Clearancebarrieren haben. Wenn man jetzt weiterphilosophiert, denke ich, daß bei diesem Patienten sicherlich auch therapeutisch etwas passiert ist. Das zeigen ja auch die anderen Daten. Das zeigt z. B. auch eine so einfache Feststellung, daß die Patienten oder Probanden, die wir untersucht haben – die kennen wir ja nun schon alle viele Jahre – Pharmaka auch selbst kaufen, wenn sie nichts rezeptiert bekommen. Wenn wir also der Fragestellung nachgehen, was wir da messen wollen und auch über andere Verfahren nachdenken, dann muß man auch *in vivo* den mukoziliären Transport anschauen. Man kämpft da noch etwas mit der Technik, aber ich glaube, daß nicht unbedingt die Gamma-Szintigraphie diese Fragestellung in der Weise klären kann. Ob es sinnvoll ist, so wie wir es gemacht haben, ist ein anderer Punkt, darüber ist zu diskutieren.

**Herrn Priv.-Doz. Behrbohm:** Das stimmt, das sollte man außerhalb diskutieren, aber wir haben diese Kamera-Sequenz-Szintigraphie bei etwa 50 Patienten nach endoskopischer Mikrochirurgie in den Nasennebenhöhlen angewandt, auch bei einer Gruppe von Problempatienten mit Heilungsverzögerungen, z. B. beim Post-Caldwell-Luc-Syndrom, und auch bei Patienten mit der Analgetikaintoleranz und Asthma bronchiale. Ohne dabei den Einfluß eines Medikaments erfassen zu wollen, hatten wir anfänglich ähnliche Probleme wie Sie, aber andererseits kam es bei dieser größeren Untersuchungsgruppe doch zu klaren Ergebnissen, so daß wir keinen Grund sahen, von der Methode abzukommen.

# Ergebnisse einer multizentrischen Studie zur Behandlung der akuten Sinusitis mit Myrtol standardisiert

Pierre Federspil

Die akute Rhinitis oder der Schnupfen ist meist virusbedingt und stellt die häufigste Entzündung der inneren Nase und wohl die häufigste Erkrankung überhaupt dar. Auch geht die akute Rhinosinusitis meistens von einer akuten Rhinitis aus. In den ersten Tagen wird die akute Rhinosinusitis ebenso wie die akute Rhinitis mit abschwellenden, sekretolytisch und sekretomotorisch wirksamen Substanzen, Inhalationen und Schwitzkuren behandelt.

Die Indikation einer Antibiotikatherapie sehen wir grundsätzlich nur bei

- starken Beschwerden des Patienten,
- einer drohenden Komplikation,
- Kleinkindern,
- Kindern mit rezidivierendem Tubenkatarrh,
- Patienten mit chronischer Bronchitis,
- immundefizienten bzw. immunsupprimierten Patienten,
- geriatrischen Patienten,
- Patienten mit schweren Grundleiden [1, 2].

Obwohl wir der Antibiotikatherapie i.a. sehr positiv gegenüberstehen, vertreten wir die Auffassung, daß der Entschluß zur Antibiotikatherapie bei einer akuten Rhinosinusitis nicht leichtfertig gefaßt werden sollte, da mindestens 3–5 Tage über das Abklingen jeglicher Beschwerden hinaus behandelt werden muß.

Die Untersuchung der Wirksamkeit der Behandlung der akuten Sinusitis mit Myrtol standardisiert erschien auch unter dem Aspekt der Möglichkeit einer weiteren Einschränkung der Antibiotikabehandlung besonders interessant.

Es wurde eine doppelblinde und randomisierte Studie in 16 Prüfungszentren an 331 ambulanten erwachsenen Patienten mit der eindeutigen Prüfdiagnose „akute Sinusitis" nach Aufklärung durch den Prüfarzt und schriftlichem Einverständnis durchgeführt.

Als Ausschlußkriterien waren zu beachten: Notwendigkeit einer Antibiotikagabe bei Studienbeginn, trockene Sinusitis, Schwangerschaft oder Stillzeit, schwere Begleiterkrankungen der Leber, der Nieren, der Lunge, des Stoffwechsels oder des Blutbildes, Einnahme von Antibiotika in den letzten 4 Wochen, Ulcus pepticum, andere Begleiterkrankungen, die die Durchführung der Studie in Frage stellen, geplante Operationen während der Studiendauer, bekannte Überempfindlichkeit gegen ätherische Öle, Alkohol und/oder Drogenabusus, mangelnde Kooperationsbereitschaft sowie die Teilnahme an einer anderen klinischen Prüfung innerhalb der letzten 4 Wochen.

Im Rahmen der Erstuntersuchung wurden bei den Patienten das Geschlecht, das Alter, die Größe und die ethnische Zugehörigkeit erfaßt sowie die Vitalparameter Gewicht, Körpertemperatur, Blutdruck und Pulsfrequenz im Sitzen erhoben.

Die Diagnose der akuten Sinusitis stützt sich auf eine Reihe charakteristischer Symptome wie Kopfschmerzen, die besonders tagsüber auftreten und sich bei nach vorne geneigtem Kopf verstärken können, Beeinträchtigung des Allgemeinbefindens, Fieber, Druckempfindlichkeit der Trigeminusaustrittspunkte, Veränderungen der Nasensekretion und Behinderung der Nasenatmung. Für die Beurteilung der Schwere und des Verlaufs der akuten Sinusitis unter der Therapie wurde auf der Basis dieser Symptome ein Symptomenscore verwendet, der in Zusammenarbeit mit Burian aufgestellt und getestet worden war. Zum Einschluß in die Untersuchungsreihe mußten von maximal 25 erreichbaren Bewertungspunkten mindestens 10 erreicht werden. Neben der subjektiven Beurteilung der Wirksamkeit mittels Symptomenscore sollten Antibiotikabedarf, Weiterbehandlung nach Beendigung der Studie, Arbeitsunfähigkeit und unerwünschte Ereignisse als Begleitparameter hinzugezogen werden.

Das Studiendesign bestand in einer randomisierten, multizentrischen, plazebokontrollierten Doppelblindstudie im Parallelgruppenvergleich mit Double-dummy-Technik. Entsprechend der Fallzahlplanung sollten 330 Patienten in 16 Zentren aufgenommen werden, um auswertbare Daten von 330 Patienten zu erhalten. Jeder Patient wurde gemäß Randomisierungsplan im Verhältnis 1:1:1 entweder der Myrtol-standardisiert-Gruppe, der Plazebogruppe und der Gruppe mit einer Pohl-Boskamp-Forschungssubstanz zugeordnet, d.h., 110 Patienten waren pro Gruppe geplant. Die Patienten aller Gruppen sollten 4mal täglich 2 Kapseln einnehmen, als Begleitmedikation waren 4mal 2 Sprühstöße Xylometazolin in jedes Nasenloch obligat und exklusiv. Die Prüfmedikation sollte 6 Tage angewandt werden, danach wurde der Patient erneut einbestellt. Bei diesem zweiten Besuch erfolgte die Rücknahme der Studien- und Begleitmedikation, Erhebung des Symptomenscores, Dokumentation der Ereignisse sowie evtl. Veränderungen der Begleitmedikation. Nach einer weiteren Woche (Tag 13 ± 2) wurden bei einem Kontrolltermin eine mögliche Reinfektion und deren Behandlung, zwischenzeitlich aufgetretene unerwünschte Ereignisse und Änderungen der Begleitmedikation erfragt.

## Ergebnisse und Diskussion

Von insgesamt 331 aufgenommenen Patienten waren 330 für die Intent-to-treat-Analyse auswertbar. Vorgestellt werden die Ergebnisse von 220 Patienten. Der Rest der Patienten erhielt eine Pohl-Boskamp-Forschungssubstanz, welche bei der Darstellung der Ergebnisse nicht berücksichtigt wird. 39 Patienten mußten vor Öffnung des Randomcodes aus der Wirksamkeitsanalyse aufgrund von nichttolerierbaren Prüfplanabweichungen ausgeschlossen werden. Darunter befand sich eine große Gruppe von 28 Patienten, die zur Therapie der Mukosakongestion nicht den vorgeschriebenen Dosierspray verwendeten. Beide Auswertungspopulationen waren hinsichtlich der demographischen und klinischen Basisdaten für die Bewertung der klinischen Fragestellung absolut vergleichbar. Hinsichtlich der Ausgangslage vor Behandlungsbeginn charakterisiert durch den Symptomenscore gab es keine Unterschiede zwischen den Behandlungsgruppen in den entsprechenden Evaluierungspopulationen. Gleiches trifft auch auf die Wirksamkeitskovariablen Behandlungsdauer und Dauer der Grunderkrankung zu. Aus compliancedefizienten Gründen mußten ein Patient aus der Intent-to-treat-Analyse und 4 Patienten aus der Wirksamkeitsanalyse ausgeschlossen werden. Somit ist die Gesamtcompliance der Patienten insgesamt als gut zu bewerten.

Sowohl in der Intent-to-treat- als auch in der Efficacy-analyzable-Population konnte gleichermaßen eine Überlegenheit von Myrtol standardisiert gegenüber Plazebo mit statistischer Signifikanz belegt werden (von p 0,02 bzw. 0,03). Die Reduktion des Symptomenscore betrug in der Intent-to-treat-Population in der Reihenfolge Myrtol standardisiert : Plazebo 59 % : 51 %. Die therapeutische Effizienz ließ sich besonders anhand der spezifischen Veränderungen der Symptome Kopfschmerz, Nasensekretion und Sekretviskosität belegen. So betrug die Regredienz der dokumentierten Kopfschmerzen in der Myrtol-standardisiert-Gruppe 77 %, verglichen mit einer Verbesserung von 68 % in der Plazebogruppe (Abb. 1). Hinsichtlich des Parameters Nasensekretion, charakterisiert durch qualitative Veränderungen in der Sekretbeschaffenheit, zeigten sich bei 74 % der Patienten der Myrtol-standardisiert-Gruppe Verbesse-

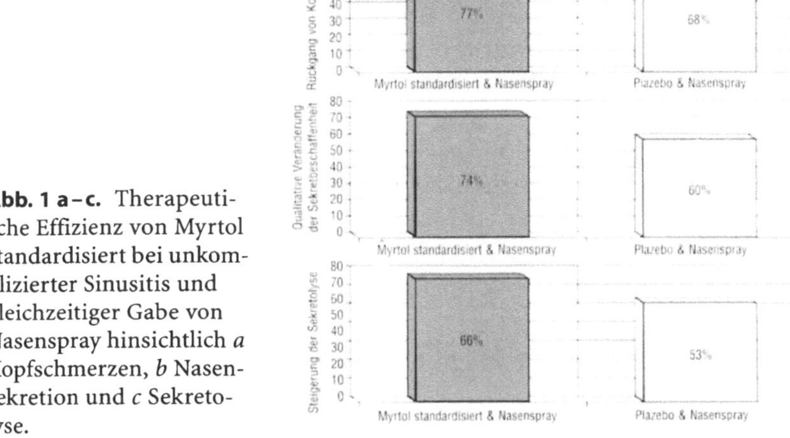


**Abb. 1 a – c.** Therapeutische Effizienz von Myrtol standardisiert bei unkomplizierter Sinusitis und gleichzeitiger Gabe von Nasenspray hinsichtlich *a* Kopfschmerzen, *b* Nasensekretion und *c* Sekretolyse.

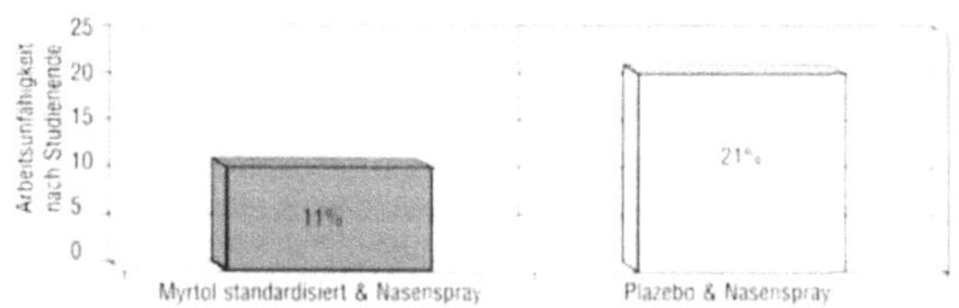

**Abb. 2.** Therapeutische Effizienz von Myrtol standardisiert hinsichtlich Arbeitsunfähigkeit.

rungen, verglichen mit nur 60 % der Patienten unter Plazebo. Bei 66 % der Patienten zeigte Myrtol standardisiert eine positive Wirkung hinsichtlich der Verbesserung der Sekretolyse, verglichen mit einem Anteil von 53 % in der Plazebogruppe. Diese Studienergebnisse stehen im Einklang mit den Ergebnissen anderer Studien, die eine Therapie der akuten Sinusitis allein mit Sekretolytika und abschwellenden Nasentropfen mindestens bei komplikationsfreien Erstmanifestationen rechtfertigen.

Bei der Betrachtung der Analyse der Arbeitsunfähigkeit (Abb. 2) ist zu beachten, daß eine große Zahl von Patienten aus objektiven Gründen nicht arbeitsunfähig geschrieben werden konnte (beruflicher Status). Bezugnehmend auf eine längere Arbeitsunfähigkeit fallen die Ergebnisse für Myrtol standardisiert gegenüber Plazebo deutlich aus (11 vs. 21 %).

Nach der Therapiephase war eine Weiterbehandlung mit Antibiotika in insgesamt 24 Fällen notwendig, davon bei 15 (62,5 %) Patienten in der Plazebogruppe und nur bei 9 (37,5 %) in der Myrtol-standardisiert-Gruppe. Bei 4 Patienten wurde beim Kontrolltermin eine Reinfektion festgestellt, davon stammten 3 Fälle aus der Plazebogruppe (Abb. 3).

Unerwünschte Ereignisse wurden unabhängig von ihrem Zusammenhang mit der Prüfmedikation insgesamt 78mal (37 Plazebo, 41 Myrtol standardisiert) registriert. In keinem Fall wurde das unerwünschte Ereig-

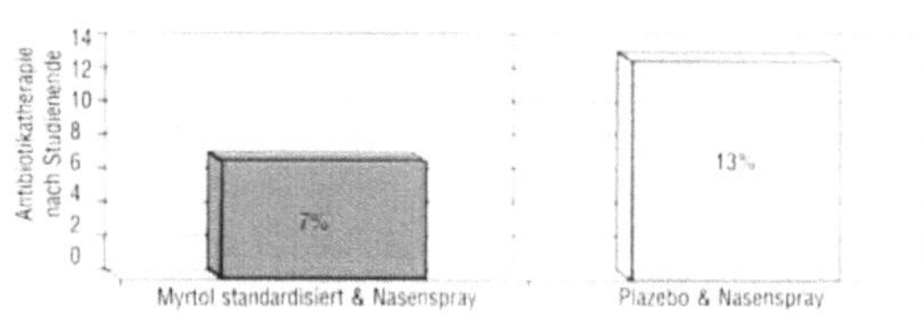

**Abb. 3.** Therapeutische Effizienz von Myrtol standardisiert hinsichtlich Antibiotikatherapie.

nis als schwerwiegend klassifiziert. Am häufigsten war mit 20 Nennungen der Magen-Darm-Trakt betroffen, wobei 12 in der Myrtol-standardisiert-Gruppe und 8 in der Plazebogruppe auftraten. Nennungen von unerwünschten Ereignissen wurden ebenfalls bei Hautallergien in 2 Plazebofällen und 3 Fällen bei Verum verzeichnet. Bezogen auf andere Systeme ergaben sich bei Plazebo (27) sogar mehr unerwünschte Ereignisse, die nicht in kausalem Zusammenhang mit der Gabe der Prüfmedikation bewertet wurden, als in der Verumgruppe (26).

Insgesamt unterschieden sich die Behandlungs- und Plazebogruppe bzgl. Häufigkeit und Schweregrad von unerwünschten Ereignissen nicht auffällig, womit die gute Verträglichkeit von Myrtol standardisiert dokumentiert werden konnte. Nur in 3 Fällen bei Myrtol standardisiert und bei Plazebo in 2 Fällen mußte die Studienmedikation wegen unerwünschter Ereignisse abgesetzt werden.

Die Untersuchungsergebnisse zeigen aber auch den hohen Grad der spontanen Restitutionsfähigkeit der Nasennebenhöhlenmukosa unter der Voraussetzung der Aufrechterhaltung der Belüftung und Drainage bei primär nicht antibiotikabedürftigen Sinusitiden. Es darf nicht außer acht gelassen werden, daß auch eine ständige Abschwellung der Mukosa durch Xylometazolin therapeutisch erzielt wurde und trotzdem signifikante Behandlungsunterschiede zwischen Verum- und Plazebogruppe nachgewiesen werden konnten.

Zusammenfassend läßt sich feststellen, daß in dieser Studie der Nachweis erbracht wurde, daß Myrtol standardisiert hinsichtlich seiner Wirksamkeit eine probate therapeutische Alternative zu einer unkritischen Antibiotikatherapie oder einem therapeutischen Nihilismus in der Behandlung der unkomplizierten akuten Sinusitis darstellt. Das ätherische Öl ist gut verträglich.

## Literatur

1. Federspil P (1987) Moderne HNO-Therapie – Die medikamentöse Behandlung in der Hals-Nasen-Ohren-Heilkunde. Ecomed, Landsberg, München.
2. Federspil P (1991) HNO-Antibiotika-Therapie: Therapeutische Richlinien, HNO 39: 371–377 und 413–418

## Diskussion zum Vortrag von Herrn Prof. Federspil

**Frage:** Ich habe 2 Fragen, deren Antworten ich zu Anfang nicht mitbekommen habe. Sind die Untersuchungen von HNO-Kollegen durchgeführt worden, oder waren das Allgemeinmediziner, und meine 2. Frage, wenn die Studie bei HNO-Kollegen durchgeführt wurde, wurden dann auch Auswertungen von Sonographien oder von Röntgenbildern von Nasennebenhöhlen angeschaut?

**Antwort von Herrn Prof. Federspil:** Ich bedanke mich für Ihre Fragen. Diese Untersuchungen wurden, ebenso wie die Behandlung der akuten Sinusitis in der Praxis nicht nur von HNO-Kollegen durchgeführt. Die von Ihnen angesprochenen Zusatzuntersuchungen wären sicherlich interessant gewesen. Sie wurden jedoch bei der Bewertung nicht berücksichtigt.

**Frage:** Wäre es möglich, die Ergebnisse nach Fachgruppen getrennt zu sehen?

**Antwort von Herrn Prof. Federspil:** Zunächst möchte ich darauf hinweisen, daß in jedem Zentrum die verschiedensten Substanzen miteinander verglichen wurden. Interessant ist, daß die Diskrepanz zwischen den aktiv und den mit Placebo behandelten Patienten in der HNO-Praxis stärker ausgeprägt war als in den allgemeinen Praxen. Die Vergleichbarkeit der Ergebnisse in der HNO-Praxis und in den allgemeinen Praxen wird jedoch durch den großen Unterschied (Imbalance) der Patientenzahl 21:139 erschwert.

# Die konservative Therapie der akuten und chronischen Sinusitis in der Praxis

Klaus-Peter Tillmann

Die Sinusitis stellt das häufigste Krankheitsbild in der täglichen Praxis dar; im Jahresschnitt ist ca. jeder 3. Patient an einer Sinusitis erkrankt. Dabei sind es gerade die chronischen Erkrankungen der Nasennebenhöhlen und häufig auch die postoperativ-persistierenden Beschwerdebilder, die den HNO-Arzt vor besondere Probleme stellen.

Nach kurzer Skizzierung der gängigen Untersuchungsmethoden in der HNO-Praxis und Darlegung der Klinik der akuten und chronischen Sinusitis soll der Versuch unternommen werden, die Stufentherapie der Sinusitis anhand einer eigenen Stadieneinteilung darzulegen, wobei die Grenzen zwischen diesen sicherlich häufig fließend zu sehen sind.

Wichtig erscheint, nochmals auf die exakte Anamnese hinzuweisen. Hier sind von entscheidender Bedeutung:

- die Gesamtdauer der Beschwerden,
- das akute Einschießen der Beschwerden bzw. langsamer Aufbau des Krankheitsbilds,
- die Lokalisation der Beschwerden, ob im Bereich der unteren oder oberen Nasenhöhlen,
- die Stärke der subjektiven Beeinträchtigung,
- die Abklärung eines chronisch-rezidivierenden Krankheitsbilds bzw. eines bereits chronischen Charakters.

## Untersuchungsmethoden der Nasennebenhöhlen

- Rhinuskopie anterior und posterior,
- Nasenendoskopie,
- Sonographie (A- und B-Scan),
- konventionelle Röntgendiagnostik der Nasennebenhöhlen,

- Computertomographie der Nasennebenhöhlen,
- Spülung der Nasennebenhöhlen,
- Sinuskopie der Nasennebenhöhlen.

**Klinik der akuten Sinusitis (nicht nach NNH differenziert)**
- Kopfdruck und Kopfschmerz, besonders in den Morgen- und Mittagsstunden,
- typische Schmerzverstärkung beim Bücken,
- Klopfempfindlichkeit der Kieferhöhlenwand und Druckschmerz über dem Austrittspunkt des jeweiligen Trigeminusastes,
- behinderte Nasenatmung und Sekretabfluß.

Häufigkeit: meistens Kieferhöhle und Siebbein, seltener Stirnhöhle, sehr selten Keilbeinhöhle. Pansinusitis stellt eine Erkrankung aller Nebenhöhlen einer Seite dar.

**Klinik der chronischen Sinusitis**
- Konstant behinderte Nasenatmung,
- Druckgefühl über der betroffenen Nebenhöhle, geringer Klopfschmerz,
- persistierende Zephalgien,
- postnasale Sekretion,
- evtl. Riechstörungen.

## Therapie der Sinusitis

### Banale bzw. reversible Entzündung der Nase und Nasennebenhöhlen

#### *Akute Rhinosinusitis (Dauer ca. 10 Tage)*

**Therapie (konservativ)**
- Abschwellende Nasentropfen,
- hohe Einlage, d.h., mit abschwellenden Nasentropfen getränkter Wattebausch wird für ca. 10 min in den mittleren Nasengang eingelegt,
- Sekretolytika (z. B. Gelomyrtol forte),
- Inhalationsbehandlung, lokale Thermobehandlung oder Mikrowelle,

- antiphlogistische Enzymmedikation (z. B. Traumanase forte oder Bromelain-POS), bei starkem Kopfdruck durchaus schmerzstillendes Antiphlogistikum z. B. Ibuprofen angezeigt,
- Antibiotika nur bei hochvirulenten Infektionen bzw. schwereren Verlaufsformen mit starken Schmerzen, ausgeprägter Beeinträchtigung des Allgemeinbefindens und Fieber. Möglichst abstrichgerechte Antibiotikatherapie, ansonsten Therapiebeginn mit Breitbandantibiotikum.

### Persistierende Sinusitis (10 Tage bis 12 Wochen)

Häufig anbehandelte Krankheitsfelder mit mehrfacher ungezielter Antibiotikatherapie, teilweise ohne spezifische rhinologische Begleitmedikation. In diesem Stadium sollte, wenn eben möglich, eine Röntgendiagnostik hinzugezogen werden, zumal sich häufig zunehmend Beschwerden im Sinne eines sinubronchialen Syndroms einstellen bzw. die bronchiale Symptomatik zunehmend in den Vordergrund tritt.

### Therapie
- Abschwellende Nasentropfen, wobei die Schwellung in der Regel geringer ist als beim akuten Bild,
- Sekretolytika (z. B. Gelomyrtol forte),
- Inhalationsbehandlung, lokale Thermobehandlung,
- unspezifische immunstimulierende Medikationen (z. B. Echinacinpräparate oder ähnliches),
- Antibiose nur gezielt nach Abstrich,
- bei persistierendem Sekretverhalt oder totaler Verschattung beider Kieferhöhlen Indikation zur Spülung gegeben, ggf. mit Instillation von abschwellenden Nasentropfen und Antibiotikum. Häufig ist eine einmalige Spülung als unterstützende Maßnahme ausreichend.

### Sonderform: Das Kieferhöhlenempyem und Kieferhöhlenserom

Massive, meist einseitige fötide Absonderung aus einem Nasengang. Bei einseitigen Kieferhöhlenentzündungen muß generell eine dentogene Sinusitis maxillaris abgegrenzt und kausal behandelt werden.

## Therapie

- Abschwellende Nasentropfen,
- gezielte Antibiose nur nach Abstrich aus dem mittleren Nasengang bzw. bei Punktion gewonnenem Spülsekret,
- in der Regel mehrmalige Kieferhöhlenspülung (bis zu 4 Spülungen) mit Instillation eines Antibiotikums indiziert. Hierdurch ist eine Ausheilung in über 50 % der Fälle ohne Operation möglich. Bei chronisch-obturierenden Erkrankungen mit Verlegung des mittleren Nasengangs (z. B. Nasenpolypen oder bullöse mittlere Nasenmuschel) ist eine Spülbehandlung wenig sinnvoll, sondern eine primäre endonasale Nasennebenhöhlen-Operation zu erwägen. Bei zusätzlich mykotischem Befall der Kieferhöhle ist ebenfalls häufig nur ein operatives Vorgehen erfolgversprechend.

### *Chronisch-rezidivierende Sinusitiden mit Ausheilung im Intervall*

Für dieses Krankheitsbild ist sicherlich eine gesteigerte Infektanfälligkeit bzw. defizitäre Immunlage verantwortlich zu machen. Mitverantwortlich sind häufig ungünstige klimatische Einflüsse und Umweltnoxen. Speziell in Mitteleuropa gesteigerte Häufigkeit von Nasennebenhöhlenerkrankungen.

## Therapie

- Abschwellende Nasentropfen,
- Sekretolytika (z. B. Gelomyrtol forte),
- Inhalationsbehandlung und lokale Thermobehandlung,
- antiphlogistische Enzymtherapie (z. B. Traumanase forte, Bromelain-POS),
- Antibiose nur bei hochvirulentem Nasennebenhöhleninfekt und starken subjektiven Beschwerden,
- gezielte Immunmodulation (z. B. Ribomunyl oder ähnliches). Als Alternative kommt eine Eigenblutbehandlung in Frage.

## Komplizierte bzw. chronische Erkrankungen der Nasennebenhöhlen

(Dauer mehr als 3 Monate)

### Eitrige Form der chronischen Sinusitis

Bei dieser Verlaufsform bildet sich eine mäßig verdickte, fibröse Nebenhöhlenschleimhaut, die permanent eitriges Sekret absondert; insgesamt mehr subakute Beschwerden, überwiegend postnasale Sekretion, besonders im Liegen mit sekundärem Rachen- und Kehlkopfkatarrh.

### Therapie
- Nasentropfen,
- Nasenspülungen mit Emser Sole,
- Inhalationsbehandlung und lokale Thermobehandlung,
- Sekretolytika (längerfristig),
- Antibiose nur gezielt nach Abstrich,
- scharfe Spülung der Kieferhöhle als therapeutische Maßnahme mit Antibiotikafüllung (maximal 4 bis 6 Spülungen),
- bei fehlender Ausheilung Indikation zur endonasalen Nasennebenhöhlenoperation (Sinuskopie, ein- oder zweiwegige Kieferhöhlenfensterung, ggf. Siebbeinoperation).

### Serös-polypöse Form der chronischen Sinusitis

Diese Verlaufsform ist mehr gekennzeichnet durch eine polypöse Proliferation der Nasennebenhöhlenschleimhaut, die durch die Ostien in die Nase vorwächst. Auftreten von Polypen in der Nasenhaupthöhle in Form der Polyposis nasi. Zugrunde liegt häufig eine Schleimhautdisposition oder eine allergische Komponente, nicht selten bei Asthmatikern. Im Vordergrund steht die behinderte Nasenatmung, die Riechstörung sowie permanente postnasale Sekretion (in der Regel Schleim, selten Eiter).

## Therapie

Konservativ in der Regel nur im Anfangsstadium bzw. bei geringer Schleimhautschwellung in den Nebenhöhlen.

- Abschwellende Nasentropfen
- bei Polyposis versuchsweise topisches Kortikoid (z. B. Pulmicort – Topinasal, Beclomet Nasal, Syntaris),
- Sekretolytika (längerfristig),
- bei Allergikern zusätzlich systemische Antiallergika (z. B. Zyrtec, Lisino etc.). Ebenfalls im Anfangsstadium versuchsweise systemische Kortikoidtherapie (z. B. Urbason, Celestamine),
- Antibiotika – nur selten indiziert,
- insbesondere bei therapieresistenter Polyposis nasi mit Verlegung der Ostien und Sekretrückstau im Bereich der Nasennebenhöhlen endonasale Nasennebenhöhlenchirurgie erforderlich. Hier hat sich als Behandlung in der täglichen Praxis durchaus im Anfangsstadium (noch keine vollständige Obturation der Nasenhaupthöhlen) die endonasale Polypektomie mit entsprechender medikamentöser Nachbehandlung bewährt. Bei ca. der Hälfte der Patienten ist eine längerfristige Besserung des Krankheitsbilds zu erzielen. Spätestens bei Rezidiven bzw. bei massiver polypöser Manifestation ist eine endonasale Nasennebenhöhlenoperation indiziert, ggf. mit Septumplastik und mit Konchotomie.

### Chronische Sinusitis bei Zustand nach Nasennebenhöhlenoperation (Problemfälle)

Häufig bestehen auch nach lege artis ausgeführter Nasennebenhöhlenoperation weiterhin Beschwerden im Sinne einer postnasalen Sekretion, Kopfdruck sowie rezidivierende akut-eitrige Exazerbationen.

### Therapie

- Anfeuchtende Nasensprays (z. B. Rhinomer oder Euphorbium comp.), selten abschwellende Nasentropfen,
- regelmäßige Nasenspülungen mit Emser Sole,
- Inhalationen mit Emser Sole, lokale Thermobehandlung,

- Antibiose nur bei massiven akuten Exazerbationen, wenn möglich nach Abstrich,
- bei geöffneten meatalen Fenstern ggf. stumpfe Spülungen,
- bei polypösem Krankheitsbild längerfristig topisches Kortikoid,
- gezielte Immunmodulation für die Herbst- und Wintermonate beispielsweise mit Ribomunyl oder ähnlichem.

### *Sinusitissonderform: Kindersinusitis*

Meistens besteht eine chronisch-katarrhalische Entzündungsform, die im Vergleich zum Erwachsenen häufig symptomärmer verläuft. Diese okkulte chronische Kindersinusitis ist häufig verantwortlich für Sekundärerkrankungen (Bronchitis, unklare Temperaturen, Magen-Darm-Störungen). Symptomatik besteht in Reizhusten, chronischem Schnupfen, verlegter Nasenatmung, Appetitlosigkeit und Gedeihstörungen. In den ersten Lebensjahren mit Ethmoiditis oder Entzündung der Kieferhöhlen, übrige Nasennebenhöhlen erst ab dem 5. bis 12. Lebensjahr betroffen.

### Therapie
- Abschwellende Nasentropfen,
- evtl. systemisches Rhinologium (z. B. Rhinopront),
- Inhalationsbehandlung (Soleinhalationen), lokale Wärmebestrahlung,
- Sekretolytika längerfristig; bis zum 4. Lebensjahr, z. B. Ambroxol-Tropfen, später Gelomyrtol forte, bei sinubronchialem Syndrom oder Paukenerguß auch ACC,
- Antibiose nur bei hochvirulentem Infekt, bei Rezidiven gezielt nach Abstrich,
- gezielte Immunmodulation, u.a. auch IRS 19 Spray lokal oder als Inhalation,
- Klimakuren (Seeklima),
- Adenotomie und Kieferhöhlenspülung, Zurückhaltung mit Kieferhöhlenfensterung.

## Expektoranzien im Vergleich

### Wirkungsweise

*Mukolytika:* Arzneistoffe, welche bereits sezerniertes Sekret in seiner Viskoelastizität verändern (z. B. durch die Disulfidbrückenspaltung; z. B. Zysteinderivate).
*Sekretolytika:* Pharmaka, welche durch einen veränderten Sekretionsmodus eine Besserung der Schleimentfernung bewirken (z. B. Wasser, ätherische Öle, Bromhexin/Ambroxol).
*Sekretomotorika:* Pharmaka, welche die mukoziliäre Klärfunktion direkt steigern (z. B. $\beta_2$-Sympathikomimetika, ätherische Öle).

### Indikationsgebiete der Expektoranzien

*Azetylzysteinpräparate:* Alle mit starker Schleimbildung einhergehenden akuten und chronischen Erkrankungen der Luftwege (Schwerpunkt: Bronchialerkrankungen).
*Ambroxolpräparate:* Akute und chronische Atemwegserkrankungen (Schwerpunkt: obere und mittlere Atemwege).
*Ätherische Ölpräparate:* Akute und chronische Entzündungen der Atemwege (Schwerpunkt: obere Atemwege, insbesondere Nasennebenhöhlen).

## Eigene Sinusitisstatistik (Zeitraum 01.01. – 30.06.1995)

Patientenkollektiv  1 285 Patienten,
davon                979 Erwachsene (75 %),
                     315 Kinder (bis 12. Lebensjahr, 25 %).
In unserer Praxis hat sich Myrtol standardisiert als das effizienteste Sekretolytikum der Nasennebenhöhlen erwiesen, sowohl was die Patienten-Compliance, die Nebenwirkungsrate (Therapieabbruch bei ca. 1,5 % der Fälle, vornehmlich wegen Oberbauchbeschwerden), die subjektive Einschätzung der Patienten sowie das objektive klinische Bild betrafen.

**Tabelle 1.** Häufigkeit der Arzneimittelverordnung

| Arzneimittel | Anzahl (n) | [%] |
|---|---|---|
| Gelomyrtol forte (Myrtol standardisiert) | 777 | 60,5 |
| Sinupret, Sinuforton | 236 | 18,5 |
| Ambroxolpräparate | 117 | 9,5 |
| ACC-Präparate | 155 | 12,5 |

Sinupret wurde vornehmlich bei kleinen Kindern in Tropfenform sowie bei Unverträglichkeit von Myrtol standardisiert gegeben, Ambroxolpräparate bei trockenen Katarrhen mit sehr zähflüssigem Sekret der oberen und mittleren Atemwege, da man bei dieser Substanzengruppe neben der sekretolytischen Wirkung von einer vermehrten Sekretbildung durch Sekretionssteigerung ausgehen kann. Azetylzysteinpräparate wurden im Bereich der oberen Atemwege vornehmlich bei Kleinkindern angewendet, wenn eine Sinusitis mit Paukenerguß kombiniert war oder von vornherein eine Sinubronchitis bestand.

## Zusammenfassung

Die Sinusitis stellt das häufigste Krankheitsbild im Alltag des niedergelassenen HNO-Arztes dar. Bei der konservativen Therapie ist es aus unserer Sicht enorm wichtig, einen Therapiestufenplan zur Verfügung zu haben, der eine gezielte stadiengerechte Behandlung der Nasennebenhöhlenerkrankungen ermöglicht. Insbesondere die chronischen Krankheitsbilder, die häufig an der Geduld des Patienten zehren und den niedergelassenen Arzt vor große Therapieprobleme stellen, fordern eine einfühlsame längerfristige Behandlung, die leider auch häufig nach endonasaler Nasennebenhöhlenchirurgie fortgesetzt werden muß. Sekretolytika, und hier v. a. das Myrtol standardisiert, haben in unserer Praxis einen hohen Stellenwert und sind ein wichtiges Standbein bei der Therapie der akuten und chronischen Sinusitis.

## Diskussion zum Vortrag von Herrn Dr. Tillmann

**Bemerkung:** Auch aus der Praxis 3 Anmerkungen. Zunächst einmal gebe ich Ihnen vollständig recht; Kortikoide müssen wir geben, z.B. bei Patienten, die wir ambulant operieren könnten, aber sie stehen z.B. unter ASS, und wenn man dann Kortikoide gibt, ist man immer überrascht, daß die Polypen plötzlich einfach verschwunden sind wie Butter in der Sonne. Das bestärkt einen darin, in anderen Fällen das auch zu tun. Zweitens: Antibiotika haben Sie auch bei eitrigen Sinusitiden an 4. und 5. Stelle genannt. Da wäre ich nicht so zögerlich; man muß nicht soweit streuen, wie das Allgemeinärzte im allgemeinen tun mit solchen Mitteln, aber auch nicht ganz so zurückhaltend sein, wobei ich aus meiner Praxis, die etwas im ländlichen Bereich liegt, sagen kann, bis ich den Abstrich zurückbekomme, hat der Patient sehr starke Beschwerden, und ich halte dann – um es mal ganz kraß zu sagen – schon mal rein mit einem Antibiotikum und warte nicht erst ab, bis ich nach 10 Tagen den Abstrich habe, der mir dann meistens doch sagt, was ich ja eigentlich schon wußte; nicht, weil ich so schlau bin, sondern weil es da eigentlich nur ein schmales Erregerband gibt. Ein letzter Satz: ich bin ein großer Anhänger der Enzyme gewesen und hatte gemeint, es ginge gar nicht ohne. Ich habe sie irrsinnig verschrieben, wie ich meinte mit großem Erfolg, dann kam das Budget – ein von Ihnen genanntes Präparat steht sogar auf der Negativliste – ich habe es weggelassen, und es geht auch so.

**Antwort von Herrn Dr. Tillmann:** Vielen Dank für Ihren Beitrag. Antibiotika, Abstriche, damit meine ich vor allen Dingen die bei den chronischen Stadien, bei rezidivierenden Stadien; aber bei den akuten Stadien sollte man wirklich dann im Einzelfall entscheiden, wie stark die Beschwerden sind. Zur Enzymtherapie: sicherlich setzen wir sie auch bei weitem nicht mehr so häufig ein wie früher, aber wenn Sie das Antibiotikum umgehen, können Sie nach wie vor Immunstimulantien kurzfristig hochdosiert geben.

**Einwurf:** Vielleicht noch etwas zu der 1. Frage bezüglich der Kortikosteroide und der Entfernung von Polypen. Es gibt da ja das bekannte Phänomen, daß sich unter systemischer Kortikoidbehandlung die Polypen zurückbilden können, allerdings nur bis zu einem bestimmten Ausmaß. Dann, wenn die Behandlung aufhört, wachsen die Polypen in der Regel wieder nach. Also es muß dann schon eine weitere Behandlung folgen; man führt eine Erhaltungsbehandlung fort, oder man macht eine Operation.

**Einwurf:** Auch aus der Praxis 2 Anmerkungen: Die Symptome Kopfschmerz und verlaufender Nebenhöhlenschmerz sind nicht nur der Sinusitis vorbehalten. Sie treten auch als Symptom auf bei funktionellen Kopfgelenkstörungen. Zwischen Sinusitis und HWS gibt es Zusammenhänge, also Kopfschmerzen, die sich in den Stirnbereich hineinorientieren, und die führen zu funktionellen Kopfgelenkstörungen. Ich habe das 1985 in Berlin bei der HNO-Tagung als pseudosinugenen Kopfschmerz bezeichnet. Man sollte nur daran denken; nicht daß man, wenn man nicht weiterkommt und in der Nebenhöhle bei der Ultraschallaufnahme nichts sieht, dennoch mit Antibiotikum behandelt.

Zweite Bemerkung: Es ist heute morgen ja schon angeklungen: Radikaloperationen sind obsolet. Es ist auch einiges andere obsolet in meiner Praxis, mittlerweile auch die scharfe Kieferhöhlenpunktion. Von Ausnahmen abgesehen und selbstverständlich bei dentogener Sinusitis, der zystischen Sinusitis usw. Ich habe eine Methode der kontralateralen Saugdrainagespülung entwickelt; es ist im Prinzip eine ganz simple Methode, eine Kombination aus der Nasenspülkanne und dem Prinzip der Wasserstrahlpumpe.

**Herr Dr. Tillmann:**  Weil Sie mich persönlich ansprachen, ich habe nie behauptet, daß es keinen Schmerz bei so etwas gibt. Ich behaupte nur weiter, daß es keinen Schwindel gibt, der von der Halswirbelsäule kommt, nur um das richtigzustellen. Das andere, was Sie sagten, Ausschneuzen und so, da kann ich nur etwas besseres empfehlen: Hochziehen! Das, was bei Kindern untersagt ist, ist in Wirklichkeit das effektivere Verfahren, um einen Sog an die Kieferhöhle anzulegen.

**Herr Prof. Mees:**  Wir sind uns einig, daß das Sekret aus der Höhle raus muß, und es gibt hier sicher unterschiedliche Möglichkeiten; das hängt natürlich auch ab von dem persönlichen Geschick und der Erfahrung mit bestimmten Techniken. Ob wir nun eine konventionelle Spülung durchführen oder hierbei das Prinzip der Wasserstrahlpumpe nutzen ist schließlich von untergeordneter Bedeutung. Entscheidend ist letzlich, daß eine vollständige Drainage erreicht wird.

**Frage von Herrn Priv.-Doz. Kaschke:**  Die persistierende Sinusitis, wie Sie sie nannten, oder die chronisch-rezidivierende Sinusitis ist ja doch ein häufiges Problem. Wir müssen uns mit der Diagnostik ja doch entscheiden. Was tun Sie, wann machen Sie die Computertomographie im Verlauf dieser Beobachtung, und wie entscheiden Sie sich dann aus der Computertomographie heraus zu weiteren Maßnahmen, sagen wir mal operativen Maßnahmen? Ich denke, da liegt ja auch ein wesentlicher Unterschied zur Kindersinusitis, was die Behandlung betrifft, denn im Gegensatz zu den Sinusitiden im Erwachsenenalter, wo wir schneller zu operativen Interventionen greifen, würden wir bei der Kindersinusitis vorwiegend bei der Antibiotikatherapie bleiben wollen. Ich meine, daß man durchaus – und das ist ja auch der Standpunkt der Europäischen Rhinologischen Gesellschaft – ein Antibiotikum bei Kindern bis zu 6 Wochen geben sollte; im Unterschied zu den chronisch-rezidivierenden Sinusitiden, wo wir dann doch operative Maßnahmen empfehlen.

**Antwort von Herrn Dr. Tillmann:** Computertomographien würde ich generell in chronischen Stadien einsetzen, bei chronisch-rezidivierenden Sinusitiden bekommt man in der Regel, wenn man ein konventionelles Bild macht, genügend Überblick, ob chronische Schleimhautveränderungen vorhanden sind bei den persistierenden Sinusitiden. Bis zum 3. Monat würde ich auch sagen, daß ein konventionelles Bild reicht, weil man viel früher die Indikation nicht sehen würde. Ich meine, den Zeitraum von 2 Monaten sollte man ausschöpfen, es sei denn, die Beschwerden sind massiv und man erreicht mit den Präparaten überhaupt nichts. Sonst würde ich bis dahin die andere Methode zurückhalten.

**Einwurf:** Wir sprechen jetzt von Kindern im Schulalter. Bei Kindern im Vorschulalter sind die Nebenhöhlen, abgesehen von den Siebbeinzellen, kaum angelegt, und in diesem Alter ist eine Nebenhöhlenentzündung eigentlich eine Sinusitis der Siebbeinzellen. Sie brauchen in diesem Alter praktisch nur in Ausnahmefällen ein bildgebendes Verfahren einzusetzen, um der Krankheit Herr zu werden. Anders ist das dann sicher im Schulalter, sobald die Nebenhöhlen sich weiterentwickelt haben und die Kieferhöhlen einfach stärker in den Vordergrund rücken. Dann ist es natürlich sinnvoll, Aufnahmen zu machen, aber vorher nicht.

**Frage:** Ich komme auch aus der Praxis und wollte nachfragen, was Sie nicht gezeigt haben, es geht ja eigentlich mehr um die Sinusitis frontalis, z. B. durch das Abspreizen der mittleren Muschel. Das ist meines Erachtens auch eine wichtige Sache, wo wir Krankeneinweisungen doch verhindern können und wir den Patienten auch sicher führen können.

**Antwort von Herrn Prof. Mees:** Ja, das Abspreizen der mittleren Muschel ist eine sehr sichere Behandlung, gerade im Kleinkindesalter. Auf diese Weise beseitigen Sie die Engstelle und begünstigen so die spontane Drainage der Siebbeinzellen. Dies reicht oft aus und erspart dem kleinen Patienten dann eine Operation und einen längeren Krankenhausaufenthalt.

**Einwurf von Herrn Dr. Tillmann:** Es ist aber auch als operativer Eingriff zu sehen. Es bietet sich natürlich an, diesen Weg einzuschlagen.

**Frage:** Dr. Tillmann, wo Sie von Immunmodulation sprechen, sind das rein pflanzliche Immunstimulanzien oder setzen Sie auch andere ein?

**Antwort von Herrn Dr. Tillmann:** Nein, pflanzliche Immunstimulanzien relativ selten, eher gezielte Immunmodulation mit IRS 19 Spray, wo der Bakterienstamm der Nasennebenhöhle nachgebildet ist in dieser Therapieform.

**Einwurf von Herrn Prof. Mees:** Es gibt 2 verschiedene Formen dieser sog. immunstimulierenden Therapie und weil dies nicht generell zum Hals-Nasen-Ohrenärztlichen Allgemeinwissen gehört möchte ich sie kurz nennnen. Zum einen sind das Extrakte aus Sonnenhut/Sonnenkraut, z. B. Esberitox und zum anderen Extrakte aus bakteriellen Ribosomen oder Lysate diverser Bakterienstämme, die man z. B. in die Nase sprühen kann. Es gibt niedergelassene Kollegen, die auf die Wirkung solcher Immunstimulantien schwören, aber vom rein wissenschaftlichen Aspekt her gesehen ist die Wirksamkeit dieser Präparate nicht erwiesen. Ähnliches gilt auch für pflanzliche und tierische Enzympräparate, um das vorwegzunehmen, von denen man teilweise noch gar nicht weiß, ob sie in ausreichendem Maße resorbiert werden.

**Einwurf von Herrn Priv.-Doz. Behrbohm:**  Bei Patienten mit rezidivierenden Sinusitiden besteht eine Indikation zur koronaren Computertomographie der Nasennebenhöhlen. CT-Untersuchung und Nasenendoskopie sind die wesentlichen Elemente einer subtilen Diagnostik von z. T. sehr diskreten Befunden im Siebbein als Ursache von rezidivierenden entzündlichen Exazerbationen.

**Frage:**  Herr Professor Federspil, ich habe da ein paar Fragen. Wir wollen hier nicht über Antibiotika diskutieren, Sie sprachen es gerade eben an, aber Sie haben ja immerhin, wenn man das hier auf 100 % bezieht, 32 – 35 % unerwünschte Wirkungen. Das ist, wenn Sie das mit Antibiotika vergleichen, ziemlich heftig, da liegen Sie bei etwa 5 %. Können Sie diese Wirkungen, Sie haben ja gesagt, es sind leichte Wirkungen, einmal spezifizieren? Und das zweite ist: Wie sieht es mit den Signifikanzen aus? Diese Tabellen waren nicht mit Biometrien beschrieben, Sie haben Unterschiede von 52 zu 58 %. Wie sieht dort die Signifikanz aus? Das müßte etwas von 0,02 sein, oder so. Ich meine, wie ist die gesamte Studie, signifikant oder unsignifikant? Es wäre schön, wenn man da einmal ein paar Zahlen oder die ganze Arbeit bekommen könnte.

**Antwort von Herrn Prof. Federspil:**  Vielen Dank für die Fragen, es ist sehr richtig, daß Sie diese Fragen gestellt haben. Sie haben sehr wohl beachtet, daß wir etwa 30 % Nebenwirkungen bei der Testsubstanz hatten, aber es wäre eine Unterlassung, noch einmal anzuführen, daß wir praktisch auch so viele Nebenwirkungen bei der Plazebogruppe hatten oder 2 – 3 % weniger. Wichtig ist – ich habe vorhin darauf hingewiesen – daß keine dieser Nebenwirkungen als schwerwiegend zu betrachten war und daß auch die Mehrzahl dieser Nebenwirkungen nicht mit der Prüfsubstanz oder mit dem Plazebo in Verbindung gesetzt werden konnten. Dieses ist allein schon interessant, in dieser Arbeit vorzutragen. Sie sehen, wie wir durch die heutige Aufklärung unserer Patienten einem Plazebopräparat etwa 30 % Nebenwirkungen andichten. Das, was an und für sich der Vorsitzende, Herr Professor Mees bereits gesagt hat ist richtig, nämlich daß die Substanz bekannt und praktisch harmlos ist. Man sollte natürlich diese Nebenwirkungen nicht völlig übersehen, aber man braucht die Therapie praktisch nicht abzusetzen. Sie haben auch klar hervorgehoben, was wir nicht verschweigen können und was uns ja allen bekannt ist, daß die Selbstheilungstendenz der normalen, akuten Rhinosinusitis sehr groß ist, und daß wir deswegen – und wenn wir die Plazebogruppe auch noch mit abschwellenden Nasentropfen behandeln – dann auf keine so sehr großen Unterschiede der Ergebnisse kommen können. Es ist klar, daß diese Untersuchungen zeigen, daß nicht die überwiegende Mehrzahl der Patienten, die wir als geheilt bezeichnet haben, allein durch das Präparat geheilt worden sind.

Hier noch einmal die Zusammenfassung der Nebenwirkungen: Ich habe schon darauf hingewiesen, daß wir 26 Fälle der unter Myrtol standardisiert zustandegekommenen Nebenwirkungen als leicht bezeichnen können. In der Plazebogruppe traten weniger auf, und mittelschwere Nebenwirkungen gab es beim Verum an und für sich überhaupt nicht; in der Plazebogruppe wurden eigentlich noch schwerere erkannt. Und das zeigt, daß die Nebenwirkungen ja doch harmlos waren. Auch unter den schweren Nebenwirkungen sahen wir 3 unter Plazebo und eine unter Myrtol standardisiert. Hier nun noch einmal das andere Beispiel, auf das ich hingewiesen hatte, daß als gesichert mit dem Medikament in Verbindung stehende Nebenwirkungen sowohl in der Plazebogruppe wie auch beim Myrtol standardisiert nur von 3 Patienten angegeben wurden.

**Herr Prof. Mees:**  Vielen Dank, Herr Federspil. Pflanzliche Sekretolytika sind im Prinzip nebenwirkungsfreie Präparate, und wenn in dieser Studie sowohl das Plazebo als auch das Verum eine vergleichbar hohe Nebenwirkungsrate zeigt, dann hängt das mit dem Studiendesign direkt zusammen und zeigt im Prinzip nur, daß beide von ihrer Nebenwirkungsrate her etwa gleich sind. Das ist, glaube ich, der einzige gültige Schluß, den man hieraus ziehen darf. Sekretolytika sind Präparate, die schon seit vielen Jahren feste Bestandteile der klinischen und praktischen Behandlung sind. Die chemisch definierten Pharmaka weisen in der Regel größere Nebenwirkungen auf, als die pflanzlichen Präparate. Das Azetylzystein, das eigentlich ein Mukolytikum ist, führt zwar zu einer guten Viskositätsminderung des Schleims, aber wir dürfen nicht vergessen, daß es bei diesem Präparat, wenn es oral verabreicht wird und Sie müssen es oral verabreichen, wenn Sie die Nasennebenhöhlenschleimhaut erreichen wollen, Indifferenzen mit Antibiotika gibt, so daß z.B. Penicillin- und Cephalosporinpräparate nicht ausreichend wirksam werden können. Das müssen Sie bei der Behandlung berücksichtigen, und wenn Sie die anderen Sekretolytika, wie z.B. das bekannte Bromhexin und das Ambroxol als aktiver Metabolit des Bromhexin nehmen, dann müssen Sie wissen, daß diese Präparate allergische Nebenwirkungen sowohl an der Nasenschleimhaut und der übrigen respiratorischen Schleimhaut als auch der Haut induzieren können. Also Sie sehen, auch diese Präparate zeigen Nebenwirkungen, die allerdings im Vergleich zu denen der pflanzlichen Sekretolytika etwas deutlicher ausgeprägt sind.

# Sachverzeichnis